U0258266

[Human Errors]

缺陷也完美

[美] 内森·H.兰兹（Nathan H.Lents） ／ 著

吴奕俊　何梓健 ／ 译

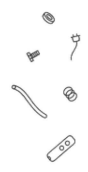

中信出版集团 | 北京

图书在版编目（CIP）数据

缺陷也完美/（美）内森·H.兰兹著；吴奕俊，何
梓健译. -- 北京：中信出版社，2019.9
　　书名原文：Human Errors：A Panorama of Our
Glitches,from Pointless Bones to Broken Genes
　　ISBN 978-7-5217-0793-9

　　Ⅰ.①缺… Ⅱ.①内… ②吴… ③何… Ⅲ.①人体－
普及读物 Ⅳ.① R32-49

中国版本图书馆 CIP 数据核字 (2019) 第 140186 号

缺陷也完美

著　　者：[美] 内森·H. 兰兹
译　　者：吴奕俊　何梓健
出版发行：中信出版集团股份有限公司
　　　　　（北京市朝阳区惠新东街甲 4 号富盛大厦 2 座　邮编　100029）
承　印　者：北京诚信伟业印刷有限公司

开　　本：880mm×1230mm　1/32　　印　张：8.75　　字　数：169 千字
版　　次：2019 年 9 月第 1 版　　　　印　次：2019 年 9 月第 1 次印刷
京权图字：01-2019-3758　　　　　　广告经营许可证：京朝工商广字第 8087 号
书　　号：ISBN 978-7-5217-0793-9
定　　价：58.00 元

现在，终于有个话题是你特别在行的了！

——我的妈妈得知我正在写一本关于人类缺陷的书时，这样感叹道。

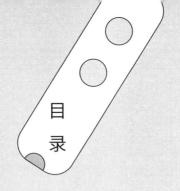

目 录

引 言：来看看造物中的错误

　　我们听到过太多关于人类之美的故事：人体由众多器官、组织和维持生命的系统组成，散发着不可思议的魅力和神秘气息。就像洋葱数不尽的层层皮肉一样，组成人体的细胞和分子结构复杂多样。人们对自身的探索越深，就越能感受到它的神奇。人类拥有一个丰富多彩的精神世界，还能完成极为复杂的肢体动作，消化食物并把它们转化为自身的物质和能量，高效开启或关闭基因，甚至是创造新个体的"无尽形态美"。

　　人类生活是一个由很多"工艺流程"组成的既奇妙又复杂的体系，但我们却忽略了其中基本的生理构造和机能。举个例子，当一个人弹奏钢琴时，他不会在意手部的细胞和肌肉，也不会关心上臂的神经，更不会在乎用来储存信息的大脑中枢。作为演奏家的知音，听众在欣赏音乐时，不会考虑耳膜的震动，也不会思考听觉神经中的传导原理，当然也就无法解释记忆能帮助他不由自主地哼出副歌部分的原因。音乐本身是由人创作的，但我敢说作曲者在努力创作的过程中一定没有时间去欣赏同样在努力工作着的基因、蛋白质，以及神经细胞。

我们通常对人体的功能视而不见，但它们就是这样奇妙，甚至可以说是不可思议。因此，我决定动笔把这一"自然奇迹"写成一本书。

关于人体功能的传说，或许你已经耳熟能详了，市面上的相关书籍也有不少。如果你想要找一本关于人体的奇妙和复杂性的书，那只要走进任何一座医学图书馆，就会看到成百上千本此类书籍。如果你去统计发布新发现的医学期刊，就会发现对人类伟大形态的赞誉可以达到数千万，其中不乏专门赞叹人类机体的日常运作是多么完美的词汇和篇章。

而在本书中，你不会看到关于人类之美的故事。这里讲述的是一个人类从头到脚都有很多缺陷的故事。

事实证明，人类的缺陷极为有趣，并且包含了大量信息。通过探索人类的缺陷，我们可以窥视我们的过去。本书讨论的每一个缺陷都讲述了人类这一物种的进化史的故事。我们的 DNA（脱氧核糖核酸）编码中的每一个蛋白质都曾在漫长的进化过程中经受了自然选择的严酷考验。所有这些过程和选择造就了非常强大、健壮、适应性强、聪明的机体，它在生命的激烈竞争中取得了成功。然而，它并不完美。

　　我们有反向的视网膜、残留的尾骨，以及手腕上过多的骨头。我们需要从饮食中吸收维生素和营养物质，而其他动物则能轻松地合成自身需要的营养物质。在现有的气候环境中，我们的适应能力很差。我们的神经有奇异的路径，肌肉不附着于任何物质上，淋巴结的作用弊大于利。我们的基因组里充满不起作用的基因、断裂的染色体，以及既往感染留下的病毒尸体。我们的大脑时常捉弄我们，我们有认知偏差与偏见，以及相互残杀的倾向。在没有现代科学的帮助下，数百万人甚至不能成功地生育下一代。

　　我们的缺陷不仅解释了我们的进化史，也阐明了我们的现在和未来。人人都知道如果不了解一个国家的历史，以及它走向现代化的过程，就无法理解它的现在。对于我们的身体、基因及心智来说，亦是如此。为了充分了解人类经历的方方面面，我们必须知道它是如何形成的。要理解我们为什么以现在这样的方式存在，我们就必须先了解我们的过去。如果我们不知道自己从哪里来，就不能理解我们现在在哪里。

　　我在本书中描述的大多数人类机体设计缺陷可以分为三类。第一类缺陷是我们的机体设计并非适用于现有的我们生存的世界。进化是杂乱无章的，并且需要漫长的时间。人类这一物种本身很容易增加体重，但要减重的话，除非是生存在中非更新世的热带草原上，否则这在 21 世纪的发达国家是很难做到的。

第二类缺陷包含了那些不能完全适应的情况。例如，人类的膝盖是一种再设计的产物，我们的祖先逐渐从四足支撑的姿势和树栖的生活方式转变为两足支撑的姿势和以陆地为主的生活方式。膝盖的大部分组成都很好地适应了这个关键节点上的新需求，不过它却不能灵活地转向任意方向。我们几乎适应了直立行走，但并非完全适应。

第三类人体缺陷源于进化的限制。所有物种都受限于自身的机体，只能通过偶然而罕见的微小变化逐渐进化。祖先遗传给我们的机体构造极度低效且不可改变。这就是为什么我们吃进去的食物和吸入的空气都要经过喉咙的微小空间，以及为什么我们的脚踝周围有 7 块无用的骨头。修复上述任意一个致命缺陷，都不是仅仅经历一次突变就能实现的。

即使是在伟大的创新性进化时期，脊椎动物的翅膀也可以说是一个很好的例子。不同谱系的脊椎动物，其翅膀的进化过程不尽相同。蝙蝠、鸟类和翼龙的翅膀都是独立进化的，因此有着很大的结构差异。不过以上这些动物的翅膀都是从前肢进化而来的，它们失去了前肢的很多功能以得到能够飞行的翅膀。于是现在的鸟类和蝙蝠都不能很好地抓取东西，它们只能粗野地操控它们的脚和嘴来处理物体。如果这些动物能在保留前肢的同时生长出全新的翅膀就会更好，但是进化却极少如此。对于拥有复杂机体设计的动物来说，它们不会选择生长出新的肢体，而是缓慢地重塑现有肢体。进化是持续不断的权衡博弈，大多数创新性进化都要付出一定的代价。

创新性进化正如它们所付出的不同代价一样是多种多样的。创造性进化的范围，包括从复制每个细胞内部的错误设计到骨骼、组织，以及器官组装中的设计缺陷。在本书中，我将依次论述每一类缺陷。纵观所有缺陷，它们有相同的主题，即讲述了一个令人难以置信的故事——进化是如何进行的，如果不进化会怎样，以及几千年来物种为了适应这些变化所付出的高昂代价。

人体结构是关于适应与不适应的粗陋大杂烩。我们有无用的骨头、不灵敏的感官，以及不能保持直立的僵硬关节。我们的饮食也是一大缺陷。大多数动物只需日复一日地吃同样的东西，但人类则不得不吃各种各样的食物以获得我们所需要的全部营养。我们基因组中的大部分物质是完全无用的，在有些情况下，它们甚至是有害的。（我们甚至携带了数以千计的死亡病毒，它们嵌在我们每一个细胞的 DNA 中，我们一生都在不停地复制这些死亡病毒。）此外，还有更令人震惊的一些缺陷：我们在制造更好的人体结构这一终极目标上的效率非常低，我们的免疫系统会攻击自己的身体，而这仅仅是人类与设计缺陷有关的疾病之一。即使我们至高无上的进化成就——强大的人脑，也同样充满缺陷，它会导致人们在日常生活中做出极其糟糕的选择，有时甚至以牺牲自己为代价。

说起来也奇怪，我们的缺陷也是一种美。如果我们每个人都是纯粹理性且完美的存在，那么生活将会多么无聊？正是我们的缺陷成就了我们自己。我们的个人特征源于遗传和表观遗传编码的微小变化，并且大多数此类差异都来自突变的偶然损害。突变如同闪电一样是随机的，通常还具有破坏性，但在某种程度上，它们也是人类之所以伟大的原因所在。本书中所讨论的缺陷是在为生存而进行的伟大斗争中留下的战争创伤。我们是这场无休止的斗争中的幸存者，是 40 亿年来以顽强的毅力面对重重困难的产物。我们的缺陷史本身就是一场战争，且听我细细说来。

第一章

无用的骨头和其他结构错误

为什么人类的视网膜是反向安装的？
为什么我们的上颌窦会向上排出液体？为
什么我们的膝盖如此脆弱？为什么我们的
椎间盘有时会"滑出"？……

我们乐于欣赏人体的卓越之美。我们羡慕那些健美运动员、优雅的芭蕾舞演员、奥运短跑运动员、身材匀称的泳装模特，以及强壮的十项全能运动员。除了天生丽质外，人体还有活力和弹性。心脏、肺、腺体和胃肠道的精密协调功能确实令人赞叹。尽管环境在不断地改变，但人类机体仍然能保持健康，这是因为人类机体有着精妙的设计，我们可以继续探索它的复杂性。任何关于人类身体形态缺陷的论述，都必须先承认人体的美和潜能要远远胜过零星分散在各处的怪异设计。

怪异设计确实存在。我们身体结构中潜藏着一些怪异的安排、低效的设计，甚至是彻头彻尾的缺陷。在大多数情况下，这些怪异设计相当中性，不会阻碍人类生存和发展的能力。如果有阻碍的话，那么进化到现在也已经被改变得差不多了。但有些设计却并非中性，且每一处怪异设计都有一个有趣的故事。

经过数百万代的演变，人体发生了巨大的演变。人类的大多数解剖结构在蜕变过程中都发生了变化，不过有一些被遗留下来。这些遗留下来的结构对于现在来说完全不合时宜，仿佛是已逝岁月的低声细语。例如，人类的手臂和鸟类的翅膀分别执行完全不同的功能，但二者的骨架结构却具有惊人的相似性。这并非巧合。所有四足脊椎动物都拥有相同的基本骨骼底盘，它们经过演变，已尽可能地适应每种动物独特的生活方式和栖息地。

通过随机的遗传突变和定向的自然选择，人体已进化成形，但这个过程却并非一帆风顺。如果你仔细审视近乎完美且值得骄傲的人体，就能发现进化盲点中的错误，有时的确如此。

我现在看不清楚了

人类的眼睛是一个典型的例子，它展现了进化过程中产生的愚蠢设计。尽管如此，但它却成就了一件性能良好的解剖作品。人类的眼睛的确是一个奇迹，如果是从零开始设计的，很难想象它会像现在这样。人类的眼睛里蕴藏着动物进化过程中光传感如何缓慢发展的悠久历史。

在考虑眼睛令人费解的"结构"设计之前，让我先明确一点：人眼同样也有"机能"问题。例如，本书的很多读者只有在借助现代技术的前提下才能实现阅读。在美国和欧洲，30%~40% 的人患有近视[1]，需要戴眼镜或隐形眼镜。没有眼镜，他们的眼睛就不能准确地聚焦光线，无法辨认超过几英尺①远的物体。亚洲国家的近视率甚至在 70% 以上。近视不是由外伤引起的，这是一个设计缺陷，仅仅是因为眼球直径过长。图像在到达眼睛后部时会强烈地聚焦，当它们最终落

---

① 1 英尺为 30.48 厘米。——编者注

在视网膜上时则再次失去焦点。

人类也会患远视。有两种情况会引发远视，且每种情况都源于不同的设计缺陷。一种情况是眼球直径过短，光线在落到视网膜之后无法聚焦，这种情况下的解剖结构与近视相反，我们称之为远视。另一种情况与年龄相关，我们称之为老花眼，这是由于随着年龄的增长，眼球晶状体逐渐失去弹性，或是眼部肌肉的调节能力减退，导致无法完全聚焦，也可能是这两种生理现象同时出现。老花眼的字面意思为"老人的视力"，大约 40 岁开始出现。到 60 岁的时候，几乎每个人都无法看清书上的小字。我 39 岁了，我发现自己在阅读时，书和报纸离我脸的距离一年比一年远。看来我离戴双光眼镜的日子不远了。

其他常见的眼部问题（仅举几例）包括青光眼、白内障和视网膜脱离，以及眼睛某部位出现斑块。人类应该说是地球上进化等级最高的物种，但是我们的眼睛却非常差劲。绝大多数人在他们的一生中都会遭遇严重的视觉功能丧失，其中许多人甚至在青春期之前就遇到了这样的问题。

我在经历第一次视力检查之后便戴上了眼镜，那时我才上小学二年级。我无法想象它们将会伴随我多久。我的视力不仅仅是有点儿模糊，实际情况相当糟糕，视力大约只有0.05。如果我出生在 17 世纪以前，那么在我的一生中，遇到任何距离我一个手臂长度以外的事物，我都将无能为力。

就这点而言，如果是在史前时期，我甚至无法成为一名狩猎者或采摘收割者。目前还不清楚视力问题是否影响了人类祖先的繁殖成功率，但从现代人类视力问题的疯狂程度来看，繁殖成功率对视力并没有严格的要求，至少在最近一段时期都没有直接的影响。早期视力低下的人类一定有方式继续繁衍兴盛。

与拥有卓越视觉的大多数鸟类，尤其是猛禽（如老鹰、秃鹫）相比，人类的视力可谓相当可悲。最敏锐的人眼在鸟类强大的视力面前都会自惭形秽。许多鸟类还能看到我们无法看到的光波谱区范围，包括紫外线。事实上，候鸟就是用它们的眼睛来分辨北极和南极的[2]。一些鸟类甚至能"看到"地球磁场。很多鸟类都有一层额外的半透明眼睑，这使得它们能够完全直视太阳而不用担心视网膜受损。人类如果这样做，很可能就会造成永久性失明。

这仅仅说的是人类白天的视觉。人类夜间的视力充其量也不过如此，有些人的夜视能力甚至更弱。和人眼相比，猫眼的夜视能力简直是个传奇。猫的眼睛非常敏锐，它们能在完全黑暗的环境中探测到单个光子。（作为参考，可以想象一下，在一间明亮的小房间里，时刻都有大约1 000亿个光子在跳动。）人类视网膜细胞中的一些光受体显然是能够感受到单个光子的，但是这些受体却无法克服眼中背景信号的影响，这使得人类的眼睛无法检测到单个光子，因此无法达到猫可以轻松获得的视觉效果。为了让人类能够感知到微弱的闪光[3]，需要 5 个或 10 个光子快速连续射入瞳孔，所以猫的视力在昏暗的条件下要比人类的视力好得多。此外，在昏暗光线下，人类的视觉灵敏度和图像分辨力比猫、狗、鸟及许多其他动物都要差很多。你或许能够比狗看到更多种颜色，但是它们在夜间却能比你看得更清楚。

说到色觉，也不是人人都正常。大约 6% 的男性患有色盲。（女性患有色盲的概率很低，因为导致色盲的基因几乎都是隐性的且位于 X 染色体上。由于女性有两条 X 染色体，如果其中一条染色体带有患病基因，另一条染色体正常，那么她就不会发病。）地球上大约有 70 亿人口，这就意味着至少有 2.5 亿人不能像其他人一样欣赏这个色彩斑斓的世界。这几乎相当于美国的全部人口。

这些只是人眼的"机能"问题。它的结构设计也同样充满缺陷。令人困惑的是，其中一些结构设计缺陷会导致人眼的机能问题，而其他缺陷则不会对健康构成威胁。

自然界中最奇特的设计之一就是所有脊椎动物（从鱼类到哺乳动物）的视网膜。脊椎动物视网膜的感光细胞似乎是向后安装的——线路面向光源，而光受体则面向内部、远离光的方向。感光细胞看起来就像一个麦克风，"变热"一端有声音接收器，电线的另一端将信号传送到扩音器。人的视网膜位于眼球的后面，这样的设计使得所有小"麦克风"都朝向了错误的方向。电线的一端朝向光的方向，而接收光的一端则朝向内部的组织膜。

显而易见，这并非最佳设计。光子必须绕过整个感光细胞，才能到达位于细胞后部的接收器。当你对着麦克风的另一端说话时，仍然可以实现传声放大的效果，只不过你需要调高麦克风的灵敏度，并且更大声地说话，同样的原理也适用于视觉。

此外，光在到达光受体之前还需要穿过一层有组织和血管的薄膜，这给本身就没必要的复杂系统增加了另一层不必要的复杂性。到目前为止，还没有任何合理的假说能够解释为什么脊椎动物的视网膜是反向安装的。这似乎是一种被卡住的随机发展，偶发的突变几乎不可能修正它，只有进化才可以。

这让我想起了我在自己的房子内墙安装护墙板的情形，即安装在大约半墙高位置的装饰线。那是我第一次尝试木工，过程并没有像我事先预想的那么顺利。装饰线的长木条不是对称的，你必须要选择哪边是顶面、哪边是底面。护墙板不像天花线或踢脚板，并不能一下子就让人分辨出顶面和底面。所以，我只能按照我认为最好的方式着手安装：测量、切割、给木料上色、悬挂、钉钉子，在接缝和钉子孔处刮泥子，然后上色。最终，我完工了。不过第一位看到我的杰作的客人立刻就指出我把护墙板装反了。它有正确的顶面和底面，只是我弄混了。

　　对于反向安装的视网膜来说，这是一个很好的类比，因为在最开始的时候，组织的"光传感片"进化成的视网膜在面向任何方向时都不会影响生物体的机能。然而随着眼睛的继续进化，光受体移入形成眼球的空腔内，这时候才显示出装反了，但是已经太迟了。人类还能做些什么呢？通过这里或那里的几处突变是无法翻转整个结构的，正如我不可能简单地翻转我的护墙板一样，因为所有切口和接缝都是反向的。除非完全从头开始，否则没有办法纠正我的错误，同样，也没有办法纠正脊椎动物视网膜的反向安装，除非回到进化之初。所以，我保留着装反的护墙板，我们的祖先也保留着装反的视网膜。

　　有趣的是，头足类动物——章鱼和墨鱼——的视网膜却不是倒置的。头足类动物的眼睛和脊椎动物的眼睛虽然在结构上惊人地相似，但它们却是彼此独立进化而来的。自然界至少"创造"了两次像相机一样的眼睛，一次是脊椎动物，一次是头足类动物。（昆虫类、蛛形类和甲壳类动物拥有完全不同的眼睛结构。）在头足类动物眼睛的进化过程中，它们的视网膜以更合乎逻辑的方式成形，其光受体面向光源的方向。脊椎动物则没有那么幸运，我们至今仍遭受着这种进化偶然事件的后果的影响——大多数眼科医生都认为反向的视网膜是造成脊椎动物比头足类动物更容易出现视网膜脱离的原因。

　　人眼中还有一处值得注意的怪异设计。在视网膜的正中

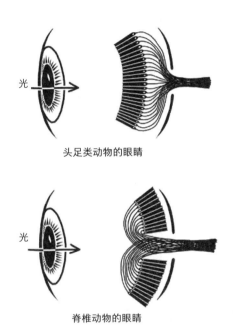

图1　头足类动物的视网膜（上图）是面向光源的方向，而脊椎动物的视网膜（下图）则不是。当这种不理想的设计对脊椎动物不利时，进化就无力纠正它了

央，有一个被称作视神经盘的结构，有着数百万感光细胞的神经轴突聚集于此形成视神经。想象一下，来自数百万个微型麦克风的微型电线全部汇聚成一束，这束电线集将所有的信号传送到大脑。（大脑的视觉中心恰好位于正后方，距离

眼睛非常远！）视神经盘位于视网膜的表面，占据了一个没有感光细胞的小圆圈，这就在每只眼睛中形成了一个盲点。我们通常不会注意到这些盲点，因为两只眼睛的视野会相互弥补，虽然我们的大脑会根据两只眼睛看到的内容而形成完整的图像，但这些盲点确实存在。在互联网上搜索"视神经盘盲点"，你可以看到相关的简单例证。

因为视神经轴突必须要汇聚在某一点上，所以视神经盘是必要的结构。更好的设计是将视神经盘置于眼睛的后方，塞到视网膜的下面，而不是放在上面。视网膜的反向放置导致了盲点是不可避免的，并且所有脊椎动物都如此。而在头足类动物中，正向安装的视网膜使得视神经盘很容易被置于完整的视网膜后部，因此没有盲点。

对于人类来说，想要拥有鹰的眼睛或许太过贪婪，不过难道我们不能渴望拥有章鱼那样的眼睛吗？

"向上"引流的鼻窦

在眼睛的下方，你会发现另一组进化失误：鼻窦，一种能够帮助排出黏液和体液的空腔结构，其中一些鼻窦位于头颅深处。

许多人并不在意颅骨中到底有多少开放的空间。当空气被狭窄的鼻孔吸入后，流动的空气分别进入位于面部骨骼里的 4 对大腔室，空气在这里与黏膜接触。黏膜是湿黏组织构成的多褶皱形态，用于捕捉吸入空气中的灰尘和其他微粒，包括细菌和病毒，这样它们就不会进入人的肺部。鼻窦除了能过滤吸入的空气外，还能对这些空气起到加温、加湿作用。

鼻窦黏膜能够分泌一种缓慢而稳定流动的黏液，这种黏液会被黏膜上皮纤毛排走，上皮纤毛细小，时刻摆动着，有着像毛发一样的结构。（想象一下下面情景的微缩版本，你手臂上的体毛不停地旋转，以甩掉沾在手臂上的水。）在你的头颅中，黏液会被引流到多处，并且最终都会被咽下，进入胃中——这里是黏液最好的去处，因为胃酸可以将黏液中含有的细菌和病毒溶解并消化。鼻窦黏膜在正常工作时，黏液会保持流动状态，以使细菌和病毒在引起感染之前就被清除，并防止黏液粘到整个系统上。

当然，有时候鼻窦系统中黏液积存，这会导致鼻窦感染。没能被及时清理的细菌将在这里安营扎寨，生成一个传染性的菌落，并且可以扩散到整个鼻窦和其他地方。黏液通常是稀薄的，且大部分是清透的，当鼻窦感染后，黏液就会变成黏稠的深绿色或黄色等。大多数感染都不会很严重，但是也不会让你很好受。

你有没有注意到，狗、猫及其他动物似乎不会像人类一样经常感冒？大多数人每年要患 2~5 次鼻伤风（也称为上呼吸道感染），其中一些人还伴有鼻窦感染。在我养狗的 6 年里，我从没看到过我的狗出现流鼻涕或鼻塞、咳嗽或反复打喷嚏的症状。据我所知，它甚至没有发过烧。当然，狗也"能"患鼻窦感染，最常见的症状就是流鼻涕。但是这对它们来说极为罕见。大多数狗在其一生中都不会出现明显的鼻窦感染。①

野生动物同样也不会出现这些鼻部症状。尽管鼻窦感染在灵长类动物中比在其他哺乳动物中更为常见，但它们似乎只发生在人类身上，而在其他动物中则很罕见。为什么人类会这么倒霉呢？

我们之所以容易患鼻窦感染，是由多种原因造成的，其中一个原因就是黏液引流系统设计得不够好。具体来说，其中一根重要的引流管被安装在最大的一对空腔的"顶部"附近，这对空腔就是上颌窦，它位于上部脸颊的深层。把引流管放到这些鼻窦的较高位置并不是一个好主意，因为有一个讨厌的东西叫重力。位于额后的额窦和眼周的筛窦都能向下引流，而最大且位置最低的上颌窦却必须向上引流。当然，黏膜上皮纤毛有助于黏液向上排出，但是相对于从顶部引流，把引流管放到鼻窦下方来排走黏液不是更容易吗？什么

---

① 此外，我们要避免短鼻狗之间的繁衍，比如北京犬（京巴）和哈巴狗。这些狗是人类育种的人工选择结果，而不是自然选择的产物。事实上，大多数狗所遭受的健康问题都是近代选择性近亲繁殖的结果，而这在它们的狼祖先中并不常见。

样的水管工会把排水管放在房间的其他位置，而不放在房间最低处？

　　这种糟糕的管道设计注定会带来一定的后果。当黏液变稠时，一切就都变得黏糊糊的了，无论是形式上还是实际上。黏液在下列情况下会变稠：当黏液携带大量灰尘、花粉或其他微粒或抗原时，当天气变冷或变干时，当某种细菌感染出现时。在这些时候，黏膜上皮纤毛要比以往付出更多的努力才能将黏稠的黏液运送到收集点。

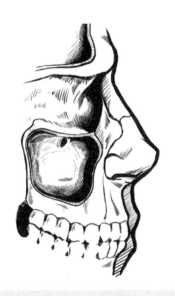

图2　人类的上颌窦腔。由于黏液引流管位于上颌窦腔的顶部，所以重力对于引流来说毫无帮助，这就是感冒和鼻窦感染在人类中如此普遍，但在其他动物中却闻所未闻的原因之一

真希望人类在引流方面能够得到重力的帮助，就像其他动物一样！而事实上，人类的黏膜上皮纤毛还必须要对抗重力的作用，以及黏液增加的浓稠度。一旦无法对抗，就会引发感冒等鼻部症状。也是感冒和过敏偶尔引发继发性细菌性鼻窦感染的原因，因为未被及时排走的淤积黏液中会出现细菌感染。

黏液引流管在上颌窦中的位置也解释了为什么有些感冒和鼻窦感染的患者躺下后就可以得到缓解。当上颌窦中的黏膜上皮纤毛不需要对抗重力时，它们就可以减轻一些压力，于是便能将一些浓稠的黏液引向引流管。当然这并不能治愈炎症，只是症状能暂时得到缓解。一旦出现细菌感染，单纯靠引流是无法战胜细菌的，只有免疫系统才能打败它。对于一些人来说，黏液引流极差，以至于只有通过鼻部外科手术才能缓解几乎持续不断的鼻窦感染症状。

但是为什么人类的引流系统在上颌窦的顶部而不是底部？通过解读人类的进化史，我们就可以得出答案。随着灵长类动物从早期哺乳动物进化而来，在进化过程中，鼻的结构和功能发生了根本性变化。在许多哺乳动物中，嗅觉是最重要的感知能力，整个鼻子结构的设计旨在优化这种感知能力。这就是为什么大多数哺乳动物都拥有细长的鼻部：能容纳充满气味受体的巨大的充气空腔。然而，随着灵长类祖先的进化，它们对嗅觉的依赖越来越小，对视觉、触觉和认知能力的依赖却越来越大。于是，鼻部退化，鼻腔被挤压，使得面部更加紧凑。

从猴子进化到猿，其面部也在不断地进化重排。亚洲猿类——长臂猿和猩猩——只是简单地完全抛弃上部鼻窦腔，下部鼻窦变小，且沿着重力方向引流。非洲猿类——黑猩猩、大猩猩和人类——都拥有同一类型的鼻窦。与人类不同的是，其他猿类的鼻窦更大，有更多孔洞，它们通过宽开口相互连接，这种设计有利于空气和黏液的自由流动。

人类和其他灵长类动物的颅骨没有什么差别。人类有更小的眉脊、较小的牙脊，以及扁平且更紧凑的面部。此外，人类的鼻窦腔更小，彼此断开，引流管也更薄、更细。从进化论的角度来看，将这些引流通道挤压成狭窄的管道后，人类并没有获得什么好处。这可能是为了给人类的大脑腾出更多空间而带来的副作用。

这种重排所产生的不理想设计使得人类比其他任何动物都更容易患感冒和痛苦的鼻窦感染。但就差劲的设计而言，这种进化上的灾难与下面这个潜伏在身体深处的东西相比简直无足轻重：一种本可以直接从大脑伸向颈部的神经，偏偏要在沿途绕几个危险的弯道。

一条失控的神经

人类的神经系统惊人地错综复杂且至关重要，它使高度发达的大脑的功能得以充分发挥。

神经是由聚集成束的被单独包覆的轴突构成的，轴突能将神经冲动从大脑传递到身体各处（或者，对于感觉神经来说，从身体各处传递到大脑）。例如，位于大脑顶部附近的运动神经元可以将它们的长轴突从脑部传出，沿着脊髓向下，经过腰部和下肢，一直伸向位于大脚趾中的目标。这的确是一条很长的路线，但它却是一条直达的路线。颅神经和脊髓神经的网络可以将它们的轴突从大脑传递到身体的每一处肌肉、腺体和器官。

进化在人类的神经系统中留下了一些奇怪的缺陷。仅举一个例子，我们笨拙的喉返神经（RLN）。（实际上，我们有一对喉返神经，就像人体中的大多数神经一样，一条在左边，一条在右边，简单起见，我们只讨论左边的这条喉返神经。）

喉返神经中的轴突起始于大脑顶部附近并连接喉部肌肉（也称为喉头）。这些肌肉在神经的指引下，可以让我们在说话、哼鸣和唱歌的时候发出和控制可以被听到的声音。

我们理所当然地会认为这条始于大脑、止于咽喉上部的轴突传递路线应该很短：穿过脊髓、颈前部，一直到喉。整个距离不过是几厘米长。

但事实并非如此。喉返神经的轴突被包裹在一条更为著名的神经——迷走神经中。它沿着脊髓向下，一直延伸到上胸部。在那里，被称为喉返神经的轴突的子束在肩胛骨下面稍微退出脊髓。然后左喉返神经在心脏主动脉下方绕了个圈，再折返回颈部，到达喉部。

喉返神经的实际长度是它本来所需长度的 3 倍以上。它蜿蜒穿过本不需要到达的肌肉和组织。喉返神经是心外科医生非常重视的一条神经，因为它与心脏大血管紧密地交织在一起。

早在古希腊医生伽林（Galen）的时代，这种解剖结构上的怪异之处就已经被人们认识到了。那么这条迂回的路径有什么功能吗？几乎可以肯定的是没有。事实上，还有另一条神经——喉上神经，它也能支配喉部，并且沿着我们预想的确切路径行走。这个子束也从较大的迷走神经束中分支出来，在脑干下离开脊髓，然后行走很短的距离到达喉部。设计简单而有效。

为什么喉返神经要走这样一条漫长而寂寞的路呢？同样，答案源于古代进化史。这条神经起源于古代鱼类，所有现代脊椎动物都有喉返神经。鱼类的这条神经连着大脑和鳃，而鳃是喉部的祖先。鱼类没有颈部，它们的大脑很小，没有肺脏，它们的心脏与人类的心脏相比更像是肌肉软管而不是泵。因此，鱼类的中枢循环系统大部分位于鳃后方的空间，这与人类完全不同。

鱼类的这条神经可以按照预想的有效方式完成从脊髓到

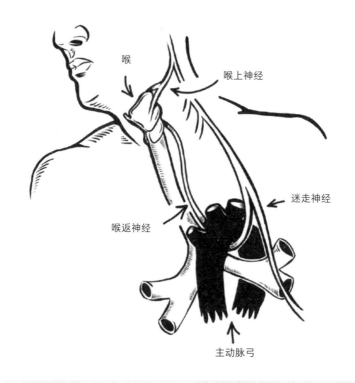

图 3　左迷走神经和部分神经分支——包括喉返神经。它绕过胸部和喉部的迂回路线是一种进化返祖，它源于人类早期脊椎动物祖先体内的一条从大脑到鳃的非常靠近心脏的神经通路

鳃的短暂旅行。不过，它沿着这条路径，会穿过一些位于心脏外部的主要血管，这些血管相当于哺乳动物的主动脉分支。这种交织状态在鱼类结构中很有意义，它可以使神经和血管紧凑而简单地排布在一个非常紧密的空间里。但随着鱼类进

化成四足动物并最终演变为人类，这种最初的有意义的设计也导致了现在人类荒谬的解剖结构。

在脊椎动物的进化过程中，随着身体形态呈现出明显的胸部和颈部，心脏开始向后移动。从鱼到两栖动物，再到爬行动物、哺乳动物，心脏距离大脑越来越远，但鳃并没有移动。人类的喉部相对于大脑的解剖结构位置，与鱼鳃相对于大脑的相对位置没有什么差异。喉返神经的行走不应该受心脏位置的影响——除非它与心脏外部的血管交织在一起。喉返神经被困住，于是被迫长成一个大的循环结构，以便可以从大脑到达颈部。显然，在进化过程中并没有捷径，它无法做到让神经的胚胎发育重组，以使喉返神经从主动脉中解脱出来。

其结果是，喉返神经在人类的颈部和上胸部形成了一条很长而不必要的回路。虽然这似乎不是什么大事，但是要知道，所有的四足脊椎动物都从同一个祖先——硬骨鱼类——那里被迫继承了相同的解剖结构。鸵鸟的喉返神经本来只需走 2~3 厘米就可以完成它的工作，而实际上，它几乎沿着鸵鸟的脊椎行走了整整 1 米的距离，然后又走了 1 米的距离返回颈部。长颈鹿的喉返神经更是可以长至 5 米！当然，这与雷龙、腕龙及其他蜥脚类恐龙的喉返神经的实际长度[4]相比根本不算什么。或许我们根本不应该轻视我们自己相对弱小的喉返神经。

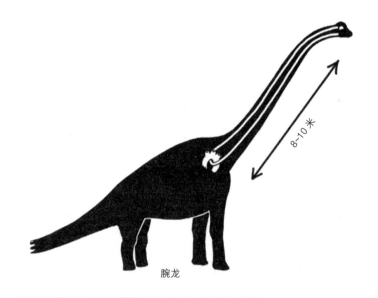

腕龙

图 4　所有脊椎动物的左喉返神经都要绕过主动脉下方。因此，蜥脚类恐龙的喉返神经会有惊人的长度

颈部的脆弱

失控的神经并非人类颈部唯一的败笔。事实上，人类的整个颈部都是一场灾难。人类颈部的保护性很差，尤其是与其他重要区域所得到的保护相比。就在颈部的上方，大脑被保护在一个有一定厚度、坚固的外壳中，可以承受很大程度的创伤。在颈部下方，心脏和肺脏被保护在坚固而灵活的肋骨中，肋骨被固定在同样坚固的扁平胸板上。为了保护大脑和心肺系统，进化遇到了很多麻烦，而位于大脑和心肺之间

的脆弱颈部就是其中之一。（我们的内脏器官也未能得到很好的保护，在此就不详述了。）

别人在赤手空拳的情况下很难对你的大脑或心脏造成很大伤害，但却可以快速地扭断你的脖子。这个弱点不是人类独有的，但人类确实有自己的特殊问题。例如，当我们扭转脖子时，脊椎骨可以让它很好地保持平稳的运动，但也很容易造成脱臼。气管——将新鲜空气运送到肺部的管道——正好位于脖子最前面的一层薄薄的皮肤下面，即使用一个很钝的尖状物，用很小的力，都可以刺穿它。

人类颈部一个更根本的缺陷是消化系统和呼吸系统共用从口腔一直向下到脖子一半位置的这段管道。咽喉既能传送食物也能运送空气，这会出什么问题吗？虽然这并非人类独有的问题，鸟类、哺乳动物和爬行动物中几乎都有喉咙，但它们的影响远不如人类这个缺陷的影响大。事实上，这个共有的差劲设计佐证了进化过程中的物理约束。突变能够实现小的改进调整，但它们不能做到完全重新设计。大多数高等动物都是通过同一根管道获取并运送食物和空气。如果消化和呼吸系统具有完全分离的解剖结构，那么这将对卫生、免疫防御及这些不同系统的一般养护更有利，但是对于包括人类在内的许多动物来说，进化给出的则是一个不同的、不太明智的解决方案。

尤其是对于呼吸而言，我们的身体装备极度缺乏。吸气时，空气通过喉咙里的单一管道进入，然后在肺部分出几十条分支。这些分支的末端是一个个充满气体的小气囊，这种小气囊允许气体在其薄膜处进行交换。呼气的路径则恰恰相反。空气的进出就像海洋的潮汐，要穿过所有分支，因此人类也被称为"潮汐呼吸者"。这是非常低效的，因为当新鲜的空气被吸入时，肺中仍残留着大量浑浊空气。这些混合气体稀释了实际到达肺部的空气中的氧气含量。肺中浑浊空气的负担限制了氧气的输送，因此我们必须通过深呼吸来解决这个问题，特别是在极度缺氧的情况下，比如剧烈运动的时候。

人类因潮汐式呼吸承受了额外的负担，如果想放大这种感觉，可以试着通过一条管子或软管进行呼吸。不过，不要尝试用太长的管子，因为如果管子长度超过了几英尺，不论你的呼吸有多深，你都会慢慢窒息。如果你有过浮潜的经历，那么你就能体会到类似放大效果的潮汐式呼吸。即使是安静地浮在水中，仅用腿和手臂轻微运动，浮潜者仍必须深呼吸才能保持舒适。但他们每一次吸入的都是浑浊和新鲜空气的混合气体。时间越久，每次呼吸后留下的浑浊气体就越多。

相较之下，鸟类的呼吸方式就要好得多。大多数鸟类的呼吸道在到达它们的呼吸气囊之前就分成两路。被吸入的新鲜空气直接进入肺部，不会与浑浊的空气混合。呼气时，浑浊的气体被压向外出口，并向上直到咽喉的位置进入气管。

单向进入肺部能确保每一次呼吸都能有新鲜的空气，这种设计相对来说更加高效。如果要将相同体量的新鲜空气运送到血液中，鸟类的呼吸和人类的相比就要浅得多。这是鸟类进化中的一项关键性改进，因为飞行中需要吸入大量氧气。

当然，人类咽喉设计中最危险的不是缺氧，而是被呛到窒息。2014 年，美国有将近 5 000 人死于窒息，其中大部分人是因食物而窒息。如果我们有两个单独的开口分别用于呼吸空气和摄取食物，那么这种情况就永远不会发生。鲸类动物——鲸和海豚——长有一种气孔，这是一种强大的创新性进化，它们为鲸类动物呼吸空气提供了专用管道。许多鸟类和爬行动物也有相对优越的呼吸设计，它们从鼻孔吸入的空气可以直接进入肺部，而不是像人类一样，到了咽喉部才进入气管。这就是蛇类和一些鸟类即使在慢慢地吞咽一顿大餐时仍能继续呼吸的原因所在。人类和其他哺乳动物则没有这样的器官设计，当吞咽食物时，必须暂时停止呼吸。

这个糟糕的设计还体现在下面这种情形中：当你受到惊吓时，身体本能的反应是喘息，甚至透不过气，于是你必然要大口地呼吸。当你害怕或收到令人惊讶的消息时，突然用力地吸进大量空气有什么好处呢？当然没有，而且如果当时你嘴里有食物或液体的话，就会引发更严重的后果。

尽管所有哺乳动物的气管都有进入异物的可能性，但人类颈部结构的某些近代演化使得人类特别容易窒息。在其他猿类中，其喉咙在颈部的位置要明显低于人类喉咙的位置。这种设计使它们的喉咙更长，这样一来，它们颈部与吞咽相关的肌肉就能有更多的空间充分完成工作。所有哺乳动物在吞咽的过程中，会厌软骨都必须在气管开口处拍下以覆盖气管，这样食物才能进入胃中，而不是肺部。这个过程大部分时候都很顺利，但也有意外。随着人类喉咙位置的不断上移，喉咙的长度缩短，留给吞咽动作的空间也就会更小。

大多数科学家认为，现代人的喉咙向上移动了较长的距离是为了增强发声。由于喉咙较浅，人类能够弯曲软腭而其他猿类则无法做到，这为我们提供了可以发出丰富声音的条件。（软腭上举使口腔扩大，同时也使咽腔扩大，这样有利于形成一个较圆的后声腔，可以保存所有泛音，使字音响度增强。）事实上，当今世界语言中的许多元音都只有人类独特的喉咙才能发出来。甚至有一种被称为吸气音（由喉咙后部的褶皱产生的声音）的特定声音，只有人类才能发出，这是撒哈拉以南非洲许多语种中常见的发音。虽然说人类的喉咙进化到现在纯粹是（或者说主要是）为了能够发出这种声音的说法太绝对，但通过喉咙位置的不断上移，人类确实能够发出更多种声音，吸气音只是众多声音中的一种。

不过，要拥有这种独特的发声能力也是要付出代价的。喉咙位置上移意味着喉咙结构被压扁，从而造成人类在吞咽的过程中更容易出现意外。对于婴儿来说，吞咽的过程非常危险，因为在他们的小喉咙里没有太多的空间来完成这一基本行为所涉及的复杂和协调的肌肉收缩。任何有照顾婴幼儿经验的人都知道，婴幼儿在吃东西和喝水的时候经常会被呛到，但这在其他动物幼崽身上却不会发生。

吞咽是体现达尔文进化理论限定条件的一个很好的例子。人类的喉咙过于复杂，无法通过随机突变——进化的基本机制——消除它的根本缺陷。我们不得不屈从于用同样的管道来呼吸空气和摄取食物的荒谬行为。

下一个设计缺陷源于另一种进化机制，这也是人类最基本的活动之一：双足直立行走。在这个设计缺陷上，问题的关键不是进化"不能"解决问题，而是它根本没有——至少到现在还没有解决问题。它的问题是不能完全适应。人类的膝盖最能体现出这种不完全适应性。

指节撑行者

其他灵长类动物都是靠四足行走的，只有人类是用两条腿走路，这被称为直立行走。如果你仔细观察大猩猩、黑猩猩和猩猩，就会发现当它们不在树上荡来荡去时，它们就会用脚和指节来行走。虽然它们能够站起来，用两条腿笨拙地移动一小段距离，但这对于它们来说并不舒服，而且它们也并不擅长完全用两条腿走路。而人类的结构已经进化到支持直立行走，这种进化主要是腿部、骨盆和脊柱的结构改变。

我们以这种方式移动要比靠四条腿移动更快、更有效率。那么下一步，我们就必须要完善双足直立的姿势了，对吧？

然而，事实并非如此。人类从未完全适应直立行走。我们有好几个缺陷都是由于未能完成这一过程而产生的。例如，肠和其他内脏器官被一种被称为肠系膜的薄结缔组织固定在腹腔中。肠系膜是有弹性的，它可以使肠组织以放松的状态被固定在腹腔中。对于两足直立姿势来说，这些薄膜的合理状态似乎应该是从腹腔顶部悬挂下来的，然而相反的是，它们实际上附着在腹腔的后部，就像它们在其他猿类的身体中那样。这种设计对于其他四足行走的猿类来说很有意义，但对于人类来说却很糟糕，偶尔还会引发一些问题。

人若是久坐，很少活动，这些肠系膜就会受到压迫，严重时甚至会撕裂，只有外科手术才能修复它们。由于施以它的选择压力相当小，所以这个缺陷到现在还没有被进化修正。除了长期驾驶车辆和从事桌面伏案工作，肠系膜撕裂或许是相当罕见的。不过这仍然是个糟糕的设计，它会导致结缔组织不必要地回旋。

还有一些更严重的情况。你听说过前交叉韧带（ACL）吗？如果你是运动爱好者，你一定会对这个名词耳熟能详；前交叉韧带撕裂是最常见的运动损伤之一。前交叉韧带撕裂在足球运动员中最常见，在棒球、英式足球、篮球、田径、体操、网球等高冲击、快节奏的运动中也时常发生。前交叉韧带位于膝关节中部、髌骨（膝盖骨）下方的关节深处，连接着股骨（大腿骨）和胫骨（小腿骨）。它的大部分功用就是使这两根长骨成为一个在一起运动的、协调的有机整体。

人类的前交叉韧带容易撕裂，是因为人类的两足直立姿

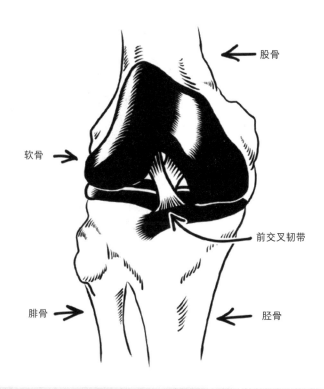

股骨

软骨

前交叉韧带

腓骨

胫骨

图 5　膝关节处的骨骼和韧带，图中移除了髌骨（膝盖骨）以显示前交叉韧带。我们对两足直立行走的不完全适应，使这条脆弱的韧带承受了它们能力范围之外的更大张力，这就是为什么人类——特别是运动员——会如此频繁地遭受前交叉韧带撕裂所带来的痛苦

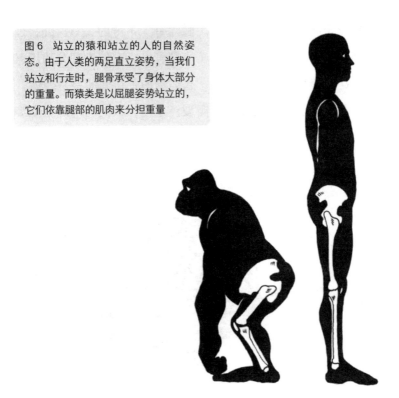

图6 站立的猿和站立的人的自然姿态。由于人类的两足直立姿势，当我们站立和行走时，腿骨承受了身体大部分的重量。而猿类是以屈腿姿势站立的，它们依靠腿部的肌肉来分担重量

势使它承受了它能力范围之外的更大张力。在四足动物中，跑步和跳跃的张力在四肢之间被分散，并且大部分力被四肢的"肌肉"吸收。然而，自从我们的祖先转变为两足动物后，这种张力就落到了两条腿上，而不是原来的四条腿。这种张力对肌肉本身来说过大，所以我们的身体还需要腿骨帮忙承受这种力。其结果是人类的腿变直了，以使骨骼而不是肌肉承受大部分的冲击。如果将站立的人类和站立的猿类进行比

较，我们就会发现人类的腿是相当直的，而猿类的腿则是弓形的，且通常是弯曲的。

这种两腿直立的方式对于正常的步行和跑步来说效果不错。但是，如果方向和动力突然改变——当你在跑步时突然停止或者当你以很快的速度急转弯时——膝盖就必须承受这种突然的、强烈的张力。有时，前交叉韧带不能完全承受这种张力，不能再使股骨和胫骨保持在一条动线上，当它们扭转或错位时，就会造成韧带撕裂。

更糟糕的是，我们作为一个物种，体重在进化过程中越来越重，因此人类的前交叉韧带也更加难以承受这些在突然转变中产生的张力。这对运动员来说尤其糟糕，他们的体重比以往任何时候都要重，而且他们的腿部时常要承受高速的重量转移。

你可能已经注意到，随着运动员的体重越来越重，前交叉韧带损伤在职业体育界也越来越普遍。

关于这个问题，除了减轻体重，我们别无他法。我们不可能将前交叉韧带隔离出来并单独锻炼它。这就是事实。反复的张力不但不能使它变强，反而会使它越来越脆弱。更糟的是，当前交叉韧带真的被撕裂时，必须要通过外科手术才能修复。膝关节手术之后需要较长的康复期，因为韧带的血供相对较少，即韧带本身由很少的血管来供养，能够用于修复和重建组织的细胞也非常少。这就是为什么前交叉韧带撕裂是职业体育中最可怕的运动损伤。一次前交叉韧带撕裂，通常意味着运动员整个赛季都无法参加比赛。

跟腱则讲述了另一个不完美的进化故事。人类在向直立行走进化的过程中，没有一种非骨骼结构像跟腱一样经历了如此戏剧性的变化。当我们的祖先逐渐把重心从脚掌转移到脚跟上时，连接小腿肌肉和足跟的跟腱发现自己还有更多的工作要做。它是一根动态的肌腱，反应良好，是现在人类脚踝最明显的特征。为了满足人类在直立行走过程中对它的新角色的要求，跟腱明显增大，对耐力运动和力量训练的反应也变得更强。可以说，跟腱相当"吃苦耐劳"。

然而，当跟腱承担踝关节的大部分拉力时，它就变成了致命的弱点，请不要介意这种老生常谈。跟腱损伤是另一种常见的运动损伤，而且跟腱和其他关节不一样，它没有内部冗余。为了解决这些问题，跟腱便在腿后部显露出来，没有任何保护。

如果跟腱受伤，人类甚至无法行走。这种设计的不足之处可以归结为：整个关节的功能取决于其最脆弱部位的作用。一个现代的机械工程师绝对不会设计一个具有明显缺陷的构件接头。

当我们的祖先开始直立行走时，膝盖和脚踝并不是唯一被重新设计的结构。背部也同样不得不进行调整。具有讽刺意味的是，随着身体直立，背部却不得不变得"弯曲"，尤其是腰背部形成了一个非常锐利的凹面形状，以帮助上体重量均匀地传递到骨盆和腿部。在进化的过程中，腰背部甚至增加了骨头，以使背部曲线更清晰。由于这条曲线的存在，当人在长时间站立时，腰背部不得不弯曲，并且会感到疲劳。腰背疼痛是那些从事长时间站立工作的人常常抱怨的一个问题。

腰背部疲劳与背部的其他问题相比还算是轻微的，其中一些背部问题是直接由设计缺陷造成的。所有脊椎动物都拥有能够润滑椎间关节的软骨盘。这些椎间盘是固态的，但是可以压缩以缓冲运动时产生的震动和压力。它们的硬度与坚实的橡胶相似，让脊柱在保持强健的同时拥有一定的灵活度。然而，在人类的脊椎中，这些椎间盘会"滑动"，因为它们被插入椎间关节的方式并不适合我们的直立姿势。

除了人类以外，所有脊椎动物椎间盘的位置都与它们的常态姿势一致。例如，鱼类的脊柱与哺乳动物的脊柱相比，承受了完全不同的压力。鱼类依靠它们的脊柱支撑身体，在身体左右摆动时起到牵拉左右以实现游泳的动作。不过因为鱼是漂浮在水中的，所以它们并不用担心重力和减震问题。而哺乳动物则是靠四肢支撑体重，并且四肢必须要附在脊柱上。不同的哺乳动物有着不同的姿势，因此通过脊柱进行重量分配的策略也不同。自然界中的脊柱形态千差万别，但几乎所有椎间盘都已经适应了该动物的姿势与步态，唯有人类的椎间盘还未适应。

人类椎间盘的排列方式更适合四足着地的指节撑行者，而不是直立行走者。虽然它们也尽职尽责地做到了对脊柱的润滑和支撑，但是相较于其他动物，人类的椎间盘更容易被推挤出来。它们通过将脊柱关节拉向胸部来抵抗重力，仿佛人类是靠四足行走一样。然而，由于直立姿势，重力经常会把椎间盘向后或向下拉，而不是向胸部拉。随着时间的推移，这种不均衡的压力会使椎间软骨产生突起。这就是我们所熟知的椎间盘突出症，或者更常见的说法是"椎间盘突出"。椎间盘突出在其他任何灵长类动物中几乎闻所未闻。

我们的祖先大约在 600 万年前就开始了直立行走。这是他们从其他类人猿中分化出来的第一次身体变化。然而人类的解剖结构没能来得及赶上并完全适应这种变化，这虽然令人失望，但也在意料之中。至少，我们能用得上我们背部的所有骨头。如前所述，当人类进化为直立行走时，腰背部增加了几块骨头。显然，在进化的过程中，是可以根据需要复制出骨头的。不过，当骨头不再被需要时，进化则似乎无法将它们消除。

无用的骨头

人类有太多的骨头，不过这个缺陷不是我们独有的。自

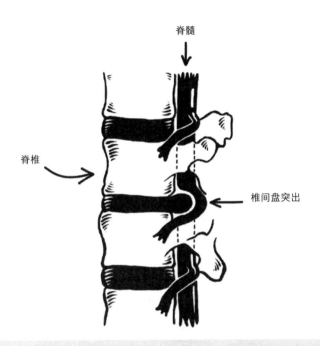

脊髓

脊椎

椎间盘突出

图7　这是人类脊柱中椎间盘突出的图示。当人类祖先采取更直立的姿势时，脊柱的腰部区域也变得急剧弯曲。每块椎骨之间的纤维软骨盘并不适合这种直立、弯曲的姿势。因此，它们有时会"滑动"，从而导致了这种痛苦的状况

然界充满了拥有各种各样缺陷的动物，它们有着无用的骨头、不能活动的关节、不能附着于任何事物的结构，以及导致的问题多于其存在价值的附属器官。其原因是胚胎发育的过程极其复杂，为了使身体成形，数以千计的基因必须以精确的顺序被激活和失活，在正确的时间和空间上完美协调。举个例子，当某块骨头不再被需要时,除掉它并不像拨动一个开关那么简单,

而是需要拨动成百上千个开关，并且它们必须要以一种特定的方式被拨动，以免破坏数以千计的由同样的基因构建的其他结构。请记住，自然选择也会随机切换这些开关，就仿佛是一只黑猩猩在打字一样。如果我们等得足够久，黑猩猩会打出一首短诗，但是等待的时间会很漫长。对于解剖结构而言，其结果是到处都是负担。

在人类的骨骼中存在着一些惊人的多余结构。请握住你的手腕。毫无疑问，这是个功能很好的关节。它几乎可以在任意方向上旋转 180 度，尽管如此，手腕处的血管、神经及肌腱仍然能够从手臂一直延伸到手部的某个精确位置。然而，这比它实际需要的功能复杂得多。人类的手腕处有 8 块不同的骨头，还不包括前臂的两块骨头和手掌的 5 块骨头。仅仅在手腕处的狭小区域内就有 8 块完整而清晰的骨头，仿佛一堆石头被塞在那里——它们如此罗列在一起真的有什么必要的功用吗？

总的来说，这些腕骨是有用处的，但是就单独某一块腕骨而言没有什么实际作用。当你移动你的手时，它们可以说是一成不变地堆积在那里的。是的，它们通过一个复杂的韧带和肌腱系统将手臂骨与手骨连接起来，但事实上这种排列方式极其繁复和冗余。如果在我们可怜的跟腱中能有"冗余"，那就是件相当棒的事，但是在骨骼方面却不是这样。拥有多余的骨骼需要更多的附着点，用于附着筋膜、韧带和肌腱。

而每一个接触点都是一个弱点，都有可能扭伤或撕裂（就像前面提到的前交叉韧带撕裂）。

我们的身体中也有一些关节被设计得相当精湛，最先出现在我脑海中的就是肩关节和髋关节。当然不会是腕关节。没有理智的工程师才会设计出一个带有许多单独运动部件的关节。它扰乱了空间，限制了运动的范围。如果手腕设计合理，那么人类的手将能够实现全方位的活动，手指可以向后弯曲并贴到手臂上。当然，它做不到这些。实际上，许多骨头堆放在那里对腕关节的灵活性来说是起到了限制作用，而不是促进作用。

人类的脚踝和手腕的状况一样，也受到多余骨头的困扰。踝关节处有 7 块骨头，其中大部分是没有意义的。显然，脚踝处的问题和手腕的问题相比更亟待解决，因为它时刻承受着重量，并且是整个身体运动的中心。如果这些关节能更简单，我们将会更好。因为在脚踝移动的过程中，踝关节这 7 块骨头中的大多数彼此之间并没有相对移动，事实上，它们作为一个整体能够更好地发挥作用。它们的韧带被密质骨取代，因此，如果能简化，踝关节会变得更强壮，并且它们的许多潜在应力点将被消除。导致踝关节扭伤的原因很常见：踝关节处的骨骼设计就像一堆零件的大杂烩，除了制造麻烦，什么也做不了。

腕关节和踝关节的无用骨骼可以说是最令我们讨厌的骨

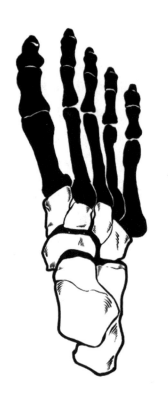

图 8　人体踝关节的 7 块骨头（白色显示部分）相互固定在一起。没有哪个工程师会将一个接头设计成由许多不同的部件组成的样子，而这些部件的作用仅仅是为了让彼此固定在一起。然而令人难以置信的是，人类——或者说大多数人——在这种混乱的安排下竟然能够很好地适应

骼的例子，但它们并不是特例，我们的身体中还有其他骨骼也存在缺陷，比如尾骨。

尾骨是脊柱的末端部分，由最后 3 节（或四五节，每个人的情况不同）椎骨接合而成，形成一个 C 形结构。这部分骨骼在人体中基本没有功用，它们不能容纳或保护任何东西。虽说脊椎是被设计用来保护脊髓的，但是脊髓的位置远高于尾骨开始的地方。它是退化器官——是我们祖先的"尾

巴"在进化后的残留部分。

几乎所有的脊椎动物都有尾巴，包括大多数灵长类动物。大型猿类是罕见的例外，但猿类在它们胚胎发育的初期也都是有尾巴的。那条尾巴最终会消失，胚胎发育到 21 或 22 孕周时，它的退化器官就成了无价值的尾骨。尾骨上还附着一块肌肉的微小残余，如果尾椎没有融合成尾骨，那么这部分肌肉就可以让它弯曲。而现在对于人类来说，它只是一块无意义的肌肉附着在这块无意义的骨头上。

尾骨确实与邻近的肌肉组织保持着一定的联系。当你躺卧或坐立时，它也承受着很大的重量。不过，对于那些因受伤或罹患癌症而通过外科手术切除尾骨的少数人来说，并不会有长期的并发症。

像其他脊椎动物一样，人类的颅骨也是由多块奇怪的骨骼混杂在一起而成的，这些骨骼在幼儿时期融合成一个单一结构的头颅骨。人类的颅骨平均有 22 块骨骼（有些人的骨骼数量会更多），其中有很多是成对的。也就是说，颅骨中的很多骨骼有左侧版本和右侧版本，例如，左侧颌骨与右侧颌骨在面颅正中相连接；左侧上腭骨和右侧上腭骨也是如此。这种冗余没有明确的原因。我们能够理解为什么左右手臂是独立的结构，但面颊部的骨骼显然和手臂的情况不是一回事儿。

相对于颅骨中成对对称的骨骼而言，我们的前臂和小腿没有真正的理由拥有成对的骨骼。我们的上臂有一根骨头，但前臂有两根。腿也是一样，大腿有一根骨头，小腿有两根。是的，前臂中的两根骨头可以扭转活动，但小腿的情况却不同。你不可能转动膝盖以下的小腿。即使在前臂中，有两根平行的骨头也不是唯一能使关节扭动的方法。事实上，两块骨头的存在能够保护关节扭转不超过180度，因为当你扭动骨头时，它们会不可避免地相互碰撞。相比之下，肩部和臀部的扭转甚至比肘部更好，而且它们也没有这种两块骨头平行的结构。没有哪个机器人的手臂会被设计成模仿人类的无意义的骨骼结构。

毫无疑问，人体解剖结构是精妙绝伦的。我们很好地适应了周围的环境，只不过适应得还不够"完美"，还有一些小瑕疵。如果我们的祖先在进入拥有疫苗和外科手术的现代社会之前，能够在狩猎采集生存模式中生活更长的时间，那么进化很有可能将继续完善人体的解剖结构。然而，就像所有的环境一样，当时的那种环境也是动态的，进化仅仅是修正了那时那刻我们相对的不完美。进化是一个持续不断进行着的过程——从未真正地完成。进化和适应更像是在跑步机上跑步，而不是在跑道上跑步：我们必须不断适应，以避免灭绝，但我们好像从未真正到达过任何地方。

◎   ◎   ◎

尾声：长有后鳍的海豚

虽然人类有多余的骨头，但是还有许多动物甚至有更多的赘肉结构和额外的骨骼。例如，有些蛇的身体里还有未完全退化的微小骨盆，尽管它们的四肢在很久以前就消失了。这些无用的蛇骨盆不附着任何东西，也没有任何功用。不过，它们不会对这些蛇有任何伤害；如果它们有害，自然选择就会将它们从蛇的身体中完全移除。大多数的鲸体内也存在未完全退化的骨盆——这仿佛是它们 4 000 万年前从陆地迁入水中的四足祖先的低声耳语。当鲸鱼的祖先迁入水中后，它们的前肢就逐渐进化为胸鳍，而后肢则退化至完全消失。

2016 年，日本的渔民捕获了一只长有一对小后鳍[5]（因为没有更好的术语来称呼它们）的海豚。这是一个罕见的发现，这只后来被命名为 AO-4 的海豚被送到日本太地町鲸鱼博物馆进行展示并接受进一步研究。

一只海豚拥有一对微小但完美的后鳍，这一发现揭示了发育过程中单个基因突变的力量。在这种情况下，一个随机突变正好消除了先前的突变。显然，这是个偶然事件——其罕见程度相当于闪电两次击中同一地点——但当我们发现它们的时候，它们也为我们提供了强有力的信息。在写作本书

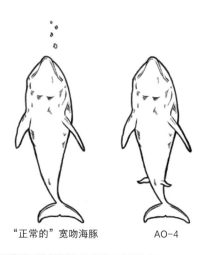

"正常的"宽吻海豚　　　　　AO-4

图9　被命名为 AO-4 的海豚（右图）的"后鳍"，与一只正常的海豚（左图）相比较。AO-4 海豚这对微小但形状完好的鳍在很大程度上代表了一个自发突变，它抵消了前一次导致后鳍消失的突变。这种"自发的突变体"让我们有幸看到生物体是如何通过随机突变来适应环境的

的时候，还没有关于 AO-4 的准确突变的合理报道，但是科学狩猎仍在继续。

海豚的后鳍似乎并不是慢慢地变小直至消失的。相反，它由一个单一基因突变直接引发最后一个戏剧性的步骤，并导致它们完全消失。当我们需要更多的椎骨以实现直立姿势时，类似的"高效"突变几乎可以肯定会引发我们腰背部的椎骨复制。不相信我？人类每天都可以长出额外的手指或脚趾，完美成形，功能良好。如果在过去进化过程中的某段时

间，12 根手指被赋予了极大的优势，那么我敢说现在每一个人都会有 12 根手指。基因对胚胎发育非常重要且具有深远影响，因此在正确的位置发生突变可以引发结构的大重排。这些重排是随机的，因此通常会造成出生缺陷，但是当我们在讨论进化的时间尺度时，那些看起来不可思议的罕见事件也就成了可能。

像 AO-4 海豚这样的基因突变揭开了进化的面纱，这层面纱通常掩盖了生物过去的生活。基因突变导致的驱动微调和进化拖拽有时可以被取消，从而产生戏剧性的结果。因为我们一直认为进化的过程缓慢而稳定，不太相信它会出现戏剧性的结果，但 AO-4 海豚让我们意识到，有时候戏剧性的结果也是可能的。

第二章

人体必需的营养

和其他动物不同，为什么人类需要从饮食中补充维生素 C 和 B_{12}？为什么尽管已经摄入了大量的铁，却仍然有将近一半的儿童和孕妇贫血？为什么我们注定会缺钙？……

当你漫步于任何一家书店或图书馆时，都能看到成柜的排排码放的关于食物和饮食的书籍。这些书籍有与烹饪史相关的，也有与异国美食、古代食物，以及食谱相关的——当然，还有饮食搭配指南，以及时尚营养手册。

我们时常提醒自己要吃各种各样的东西以保持营养均衡。"你必须吃足够量的蔬菜""别忘了吃水果""营养均衡的早餐很重要""记住要摄入大量纤维""肉和坚果可以补充高蛋白""一定要摄入 ω-3 脂肪酸""奶制品是最佳的补钙食物""绿叶蔬菜含有大量镁和 B 族维生素"……想要保持身体健康，你不能一直吃同样的东西。你要做到饮食多样化，以获得身体所需的各种营养。

此外，还有各种膳食补充剂。目前，大多数科学家都认为补充剂产业是骗人的（说的就是你，草药补充剂），但是这些药丸和粉末中的大部分都确实含有我们所需的维生素和矿物质，只不过我们仅需摄入最少的量就能保证日常的身体健康。有些人的饮食不能为他们提供身体所需要的一切营养，有些人即使摄入了足够的营养也不能很好地吸收。所以，在这种时候，我们就需要额外的营养补充。这就是为什么我们总是被告知要喝牛奶，因为它能为我们提供身体所需的钙，而我们自身的钙的合成量远远不够。

现在将我们要求严苛的饮食与奶牛的饮食进行比较。奶牛的食物除了草几乎什么也没有，但是它们却活得很好。它们过着健康长寿的生活，能产出美味的牛奶和丰富的肉类。为什么这些奶牛不需要像人类一样摄入豆类、水果、纤维、肉类及奶制品等各种营养物质，却仍然能茁壮成长？

不说奶牛，来看看你自己养的猫或狗。想想它们的饮食是多么简单。大多数狗食只不过是肉和米饭而已。没有蔬菜，没有水果，没有维生素补充剂。狗吃这些可以活得很好，只要不过量饮食，它们就可以过上健康的生活。

这些动物是怎么做到的？简单来说，在摄取饮食方面，它们被设计得更好。

人类的饮食需求比世界上任何其他动物都多。我们的身体不能像其他动物一样能靠自身合成很多物质。因为我们不能靠自身合成某些必需的营养素，所以我们必须摄入含有这些营养素的饮食，否则我们就会死亡。这一章将讲述我们饮食中需要的所有营养物质，因为我们乏善可陈的身体不能为我们制造这些物质，例如，最基本的维生素。

人类的维生素 C 缺乏病

维生素是众所周知的"必需微量营养素"，是我们必须从饮食中获取的一类分子和离子，没有它们，我们将遭受各种病痛，甚至是死亡。（其他必需微量营养素有矿物质、脂肪酸和氨基酸。）维生素是细胞生存所需的最大分子之一。

大多数维生素能够辅助其他分子促进我们体内的关键化

学反应。例如，维生素 C 至少在 8 种酶促反应中起重要作用，包括合成胶原蛋白所必需的 3 种酶。尽管我们体内拥有这些酶，但是如果没有维生素 C，它们将无法制造胶原蛋白。当这些酶失去活性时，我们就会生病。

维生素 C 被认为是必需的，不是因为它有多么重要，而是因为我们只能从饮食中获得它。所有的维生素都是重要的，甚至与人类的健康息息相关，但"必需的"是指那些我们不能自身合成的维生素，因此只能通过饮食或补充剂来摄入。

下表是主要的膳食维生素及其缺乏所引发的病症。因为人类已经适应了高度多样化的饮食，所以我们现在需要维持高度多样化的饮食，以获取我们无法自身合成的所有微量营养素，并且保证足够的摄入量。

除了维生素 C，其他必需维生素在人体内也同样发挥着

表 1　主要膳食维生素及其缺乏病症

维生素	别名	缺乏引发的病症
A	视黄醇	维生素 A 缺乏病
B_1	硫胺素	脚气病
B_2	核黄素	核黄素缺乏病
B_3	烟酸	糙皮病
C	抗坏血酸	维生素 C 缺乏病
D	胆钙化醇	佝偻病，骨质疏松症

重要作用。举例来说，B 族维生素有助于从食物中提取能量，维生素 D 有助于我们吸收和使用钙，维生素 A 对视网膜的功能至关重要，维生素 E 在人体内具有广泛的作用，包括保护组织免受自由基及化学反应有害副产物的伤害。

在这个形式多样的分子家族中，大多数成员都有一个共同点，就是我们的身体不能合成它们。这也是维生素 A、B、C、D、E 等与维生素 K 或维生素 Q 不同的原因。如果你没有听说过维生素 K 和维生素 Q，那是因为它们在饮食的意义上不是"必需的"。维生素 K、Q 和其他维生素一样重要，但因为我们自身能够合成它们，所以我们不需要从食物中获取它们。

当人们无法靠自身合成某种维生素，并且也无法从食物中获取它时，人们的健康将会受到非常严重的威胁。我们以维生素 C 为例。

美国的学生往往是通过了解 15、16 世纪时欧洲人对美洲大陆的探索开始学习美国历史的。我清楚地记得小时候和同学们一起听到的一个故事，为了避免维生素 C 缺乏病，水手们是如何在长途航行中携带土豆或酸橙的。我们现在都知道，这种可怕的疾病是由缺乏维生素 C 引起的。没有维生素 C，我们就不能合成胶原蛋白，这是一种被称为细胞外基质（ECM）的基本成分。ECM 就像一个贯穿于我们所有器官和组织的微骨架，赋予它们形状和结构。没有维生素 C，

ECM 就会变弱，组织就会失去完整性，骨头就会变得脆弱，我们的身体就会广泛性地出血，身体会基本散架。维生素 C 缺乏病是一部由人体书写的反乌托邦小说。

那么，为什么狗仅靠吃肉和米饭就可以活得很好？这两种食物中都不包含维生素 C，狗为什么不会得维生素 C 缺乏病？那是因为它们可以靠自身合成维生素 C。事实上，地球上几乎所有动物都能靠自身合成足量的满足自己身体所需的维生素 C，通常是在肝脏中合成，因此不再需要在饮食中摄取维生素 C。人类和其他灵长类动物几乎都需要通过饮食来摄入维生素 C（豚鼠和果蝠也有这个问题）。这是因为，在进化过程中，由于某种因素，人类的肝脏"失去了"合成这种微量营养素的能力。

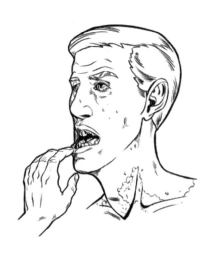

图 10　维生素 C 缺乏病患者的体貌特征。这种可怕的疾病是由缺乏维生素 C 引起的，维生素 C 是人体必需的微量营养素，人类祖先能够靠自身合成，但现在的人类必须通过饮食来获取

我们是如何丧失合成维生素 C 的能力的？事实证明，我们确实拥有维生素 C 合成所需的所有基因，但其中的一个基因是断裂的，它在某一点发生突变，成了非功能性的基因。这个断裂的基因被称为 GULO（L- 古洛糖酸内酯氧化酶基因），用于编码一种在维生素 C 合成过程中起关键作用的酶。在过去的某个时候，我们灵长类祖先体内的 GULO 基因发生了突变[1]，导致其无法发挥作用，然后随机突变仍在进行，并以微小的错误丢弃了该基因。就像嘲笑这种 DNA 的无用性一样，科学家们称之为"假基因"。

我们仍然可以轻易地识别人类基因组中的 GULO 基因。它一直在那个位置，绝大多数的编码和其他动物一样，只是有几个关键部分已经发生了突变。就好像你将一辆汽车上的火花塞拔掉一样，从外观上看，你知道它仍然是一辆汽车，但实际上，你必须非常仔细地寻找才能发现它的故障。它不能像正常汽车那样发挥作用，一点儿都动不了。尽管它的大部分和被破坏之前几乎一模一样，但它就是不能发动。

这就是 GULO 基因在史前时期发生的情况。"火花塞"被随机突变除去。在进化的过程中，像这样的随机突变会不断地发生。通常，它们没有任何后果，但有时它们会在基因中"恰到好处"地发生。当这种情况发生时，它们几乎总是不好的，因为突变通常会破坏基因的功能。在这种情况下，如果这些突变导致了某种致命的遗传状态，比如镰状细胞性贫血或囊性纤维化等，那么对于这些突变所发生的个体而言就有些糟糕，或者说特别糟糕。

通常，当携带它们的人因它们而死亡时，最致命的突变将被消除。这就引出了一个问题：为什么 GULO 基因突变不会被消除？维生素 C 缺乏病是致命的。这种突变的后果应该是快速而严酷的，本应防止有害的错误在整个物种中蔓延。

不过，或许不完全是这样。如果这种破坏性突变发生在灵长类动物身上，纯粹偶然的是，在它们的饮食中已经含有大量维生素 C。对它们来说，失去合成维生素 C 的能力是没有后果的，因为它们已经吃了含有维生素 C 的食物。（哪些食物含有大量维生素 C？柑橘类水果。柑橘类水果主要生长在哪里？热带雨林。灵长类动物生活在哪里？也是那里。）

灵长类动物的祖先能够容忍 GULO 突变的原因是它们的饮食中含有大量维生素 C，所以维生素 C 缺乏病不是问题。从那时起，灵长类动物——除了人类——几乎都被热带雨林气候困住了。这种优越的栖息地是它们无法靠自身合成维生素 C 的原因和结果。但别忘了，虽然通过突变来"破坏"基因是很容易的事，但要"修复"它却要困难得多。这就像是在电脑不正常工作时"砰"地关上电脑。当然，你或许可以修复它，但更可能的是，你会破坏它。

GULO 基因缺陷不仅存在于灵长类动物身上，其他一些动物也有这种状况。同样地，那些拥有 GULO 基因缺陷的动物也会在其饮食中摄入大量维生素 C。以果蝠为例[2]，它们的食物就是水果。

有趣的是，我们的身体像那些失去自身合成维生素 C 能力的动物一样，曾试图通过增加饮食吸收来补充维生素 C。然而能够自身合成维生素 C 的动物通常都不善于从食物中吸收维生素 C，因为它们不需要它。相对于其他动物，人类吸收维生素 C 的效率更高。但即使我们已经学会了吃富含维生素 C 的食物，即使我们的身体更善于从食物中摄取这些微量营养素，我们还是没有完全弥补这一缺陷。这仍然是一个差劲的设计。在人类还不能随时吃到来自远方的新鲜食物时，维生素 C 缺乏病仍是一种常见的且往往会致命的疾病。

其他必需的维生素缺乏也会给我们带来像缺乏维生素 C 一样的麻烦，比如维生素 D。通常我们摄入的维生素 D 并没有活性，这意味着我们不能在肝脏和肾脏中使用维生素 D。经过足够的阳光照射，我们的皮肤中也可以产生维生素 D 的前体，但它仍然需要被加工成活性形式。如果不能保证足够的膳食维生素 D 摄入量或充足的阳光照射，青少年就会患上一种叫作佝偻病的疾病，老年人会患上骨质疏松症。佝偻病患者非常痛苦，他们的骨骼很脆弱，容易断裂，且愈合缓慢，在严重的情况下，会阻碍生长发育，造成骨骼畸形。

这两种病症都会使人的骨骼变得脆弱甚至变形，所以患者会感到非常痛苦。适量的钙能够使人类保持骨骼强壮，而维生素 D 能够帮助我们吸收食物中的钙。我们可以吃到全世界所有含钙的食物，但是如果没有足够的维生素 D，钙就无法被吸收。（这就是为什么通常会在牛奶中添加维生素 D：它可以帮助我们的身体吸收牛奶中的钙。）

佝偻病是人类特有的一种疾病，引发这种病的原因有很多。其一，我们是唯一一个穿衣服的物种，且通常生活在室内。这两个因素都减少了我们皮肤接受的阳光照射量，从而削弱了合成维生素 D 前体的能力。可以说，这本身并不是一个由糟糕的设计造成的问题，但它肯定不是一个"好"的设计。维生素 D 复杂的多步骤激活途径已经足够令人不愉快了，而需要阳光照射才能产生维生素 D 前体分子则增加了另一层障碍，这也是造成我们维生素缺乏的另一个原因。

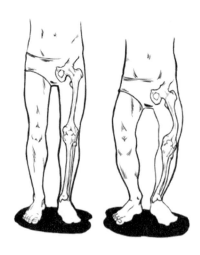

图 11 缺乏维生素 D 会造成腿骨弯曲，这种疾病被称为佝偻病。人类不能充分吸收食物中的维生素 D，而且我们的身体需要直接暴露在阳光下才能合成它。如果我们在儿童时期没有摄入足够的维生素 D，那么由此引发的骨骼畸形将会伴随终生

下表为 B 族维生素及其缺乏所造成的病症。虽然很少有野生动物会受到这些问题的困扰，但这对于人类来说却是严重的灾难，尤其是人类开始了农业种植和食品加工之后。

表2　B 族维生素

维生素	别名	食物来源	缺乏引发的病症
B_1	硫胺素	酵母、肉类、谷物	脚气病
B_2	核黄素	奶制品、鸡蛋、肝脏、豆类、绿叶蔬菜、蘑菇	核黄素缺乏病
B_3	烟酸	肉类、鱼类、豆类、除了玉米的所有谷类	糙皮病
B_4	胆碱[①]		
B_5	泛酸	肉类、奶制品、豆类、全麦麦片	痤疮，感觉异常
B_6	吡哆醇	鱼类、动物内脏、块根类蔬菜、谷物	皮肤神经紊乱
B_7	生物素	大多数食物	神经发育障碍
B_8	肌醇[①]		
B_9	叶酸	绿叶蔬菜、水果、坚果、葵花籽、豆类、奶制品、肉类、海产品	巨幼红细胞性贫血，出生缺陷
B_{10}[①]	对氨基苯甲酸		
B_{11}[②]	水杨酸		
B_{12}	钴胺素	大多数动物源性食品	巨幼红细胞性贫血

① 命名 / 身份未统一。不是人类必需的维生素。

② 不是人类必需的维生素。

其二，由于现代的生活方式和饮食习惯，我们的体内常常会缺乏维生素 D。虽然我们总是把膳食摄入不足归咎于现代饮食习惯，但就佝偻病而言，事实并非如此。

文明带来的创新"降低"了佝偻病的发病率。为什么这么说呢？为了确保我们能从饮食中获取足够的维生素 D，我们至少需要吃一些鱼、肉或鸡蛋。史前人类能吃到的含有维生素 D 的食物极少，可以说只有鸡蛋。虽然肉和鱼被视作主食，但几乎可以肯定的是，他们不可能天天吃得到。史前人类经历了食物充足和饥荒的时期，我们从早期人类骨骼的研究中了解到佝偻病和骨质疏松症是永恒的问题。而对于生活在发达世界的现代人类来说，这个问题不再严重，因为我们有丰富的动物蛋白质来源。

人类通过驯化动物的方式来获取肉和蛋（大约在 5 000 年前的中东，其他地方的时间点略有不同），主要是为了解决佝偻病的问题。这只是人类通过自己的聪明才智来克服人体设计局限性——这是书中我们一次又一次遇到的主题——的一个例子。

那么，复合维生素补充剂瓶身上列出的其他维生素呢？它们中的大多数都属于 B 族维生素。B 族维生素家族共有 8 种不同的维生素，它们都有各自的别名，如烟酸、生物素、核黄素和叶酸。每一种 B 族维生素都是人体各种化学反应中不可或缺的物质，每一种 B 族维生素的缺乏都会引发相关的病症。

最著名的维生素 B_{12} 缺乏病，是由于缺乏足够的维生素 B_{12}——也称钴胺素——的摄入而造成的。长期素食主义者对这种维生素会非常熟悉，因为维生素 B_{12} 缺乏是他们必须面对的问题，这会导致贫血。人类无法靠自身合成维生素 B_{12}，而且由于植物不需要这种维生素，所以植物也不会合成它，因此唯一的膳食来源就是肉类、奶制品、海产品、节肢动物、其他动物源性食品，以及维生素补充剂。素食主义者请注意：你一定要服用这些药。

但是食草动物呢？有很多动物只靠吃植物为生，但是如果植物中不含维生素 B_{12}，且所有动物都需要维生素 B_{12}，那么牛、羊、马以及成千上万的其他草食动物应该如何避免贫血呢？

答案是它们做到了——或者更确切地说，它们肠道中的细菌为它们制造出了维生素 B_{12}。

你或许已经知道哺乳动物的肠道里充满了细菌。因为细菌比动物细胞小得多，所以人类结肠中的细菌细胞要比人体全身的细胞还要多。没错，生活在你体内的细菌比你自身的细胞要多！不过有些细菌对人体是有益的，甚至至关重要。例如维生素 K 就是由肠道内的细菌来合成的，我们只需在肠道中吸收它就好。只要你体内一直有能够合成它的细菌，你就不需要摄入维生素 K 补充剂或者含有它的食物。

像维生素 K 一样，维生素 B_{12} 也是由我们的肠道细菌来合成的——但是，我们仍然需要从饮食中摄入"更多"的维生素 B_{12}。这又是为什么呢？

以下是相关设计缺陷：存在于我们大肠、结肠中的细菌能够合成维生素 B_{12}，但是维生素 B_{12} 却不能在那里被吸收。我们吸收维生素 B_{12} 的部位是小肠，但在消化系统内的器官顺序中，它却位于大肠之前。所以尽管肠道中的奇妙细菌为我们制造了充足的维生素 B_{12}，但是我们糟糕的肠道设计几乎把所有生成的维生素 B_{12} 都送到了厕所里。（是的，如果你正在疑惑的话[3]，你可以尝试吃你的粪便来获取所需的维生素 B_{12}，不过我希望你永远也不会绝望到那个地步。）不良的肠道运作使得维生素 B_{12} 成为人类需要从膳食中获取的一种维生素，然而数百万只食草动物却不需要寻觅含有这种分子的食物。

接下来要谈及的著名的 B 族维生素缺乏病是脚气病，它由缺乏维生素 B_1 所引发，维生素 B_1 也被称为硫胺素。维生素 B_1 是人体各种化学反应中不可或缺的物质，其中最重要的作用是有助于将碳水化合物和脂肪转化为可用的能量。维生素 B_1 缺乏会导致人们遭受神经损伤、肌肉无力和心力衰竭。

令人难以置信的是，尽管这种维生素至关重要，我们却仍然无法靠自身合成。像维生素 B_{12} 一样，我们必须从

饮食中获取维生素 B_1，几乎任何动物都无法靠自身合成它。只有细菌、大多数植物和一些真菌可以合成维生素 B_1，所以至少我们和所有同类动物都有这个缺陷。只是动物不会得脚气病，而人类却遭受了脚气病带来的巨大痛苦。事实上，据估计，在 16、17 世纪，脚气病是人类第二大致死疾病，仅次于天花。问题来了，为什么只有人类会得脚气病呢？

其他动物不会患脚气病，是因为维生素 B_1 广泛存在于大多数食物链最底层的植物性食物中。在海洋浮游生物中发现的许多光合细菌和原生动物都能合成维生素 B_1，并从那里开始了海洋食物链。以浮游生物为生的滤食性动物，比如巨大的蓝鲸，可以直接获取维生素 B_1，但是肉食性鱼类和哺乳动物则需要经常觅食那些吃浮游生物的动物。无论如何，动物都要想方设法去获取维生素 B_1。在陆地上也是一样，许多陆生植物都富含维生素 B_1，满足食草动物的饮食需求，然后食草动物被食肉动物吃掉，食肉动物再被包括人类在内的动物吃掉，当然，我们也会直接吃植物。

那么为什么只有人类需要与脚气病做斗争？答案似乎在我们准备食物的过程中。

自从人类发明了农业，从最初的刀耕火种到后来的精耕细作，他们开始以各种方式加工食物，在不会变质或变味的基础上，使它们的味道更好，保存的时间更长。通常，这些加工方法会导致食物中的许多营养成分流失。

很多人可能都不知道，营养成分在植物体内的分布并非均匀。例如，土豆和苹果中的大部分维生素 A 和维生素 C 都在果皮中，所以它们被削皮后，大部分营养会流失。

在去除稻壳的过程中，我们可以很清楚地看到这一点。糙米或高粱米富含维生素 B_1。精炼稻米，也称为抛光，可以使大米保持干燥并且保存多年，这一农业创新在防止饥荒方面带来了巨大的改变，特别是在以大米为主食的亚洲。然而，抛光的大米几乎流失了所有维生素 B_1。这对于亚洲的富裕阶层来说不是问题，因为他们可以吃到富含维生素 B_1 的肉类和蔬菜，以弥补大米流失的营养成分。但是对于绝大多数亚洲人来说，脚气病是持续了几千年的地方病。现如今，这仍然是贫困偏远山区的一种常见疾病。

从严格意义上来说，脚气病给人类造成的灾难并非人类设计缺陷的一个例子，它是人类的创新所导致的，自从人类文明诞生以来就一直困扰着我们。不过它却让我们看到了人类文明的持续发展对人类进化局限性的影响，它已经改变了我们这一物种的进化方向。如果不是人类在农业和园艺方面的创新，就不会有文明的出现。这个技术进步虽然导致了脚气病的高发率，但也使我们的物种能够超越过去狩猎采集的生活方式。文明使人类能够以多种方式引领更健康的生活，正如人口爆炸所证明的那样。脚气病是我们的祖先在不知不觉中做出的权衡，因为他们没有意识到他们的身体无法合成人体内最基本的化学功能——将膳食卡路里转化为可用的能量——所需的一个简单分子。所以，你也可以说，脚气病是人类文明和技术进步的一个代价。

当然，在体内合成我们自身所需的维生素是一个复杂的过程，并且工作量相当大。维生素是一种复杂的有机分子，许多维生素分子都具有与其他分子不相关的显著而独特的结构。要想合成它们，必须要有一个复杂的酶促反应，每一种酶都必须由基因编码。每一次细胞分裂，这些基因都必须如实复制、转录到蛋白质中，然后进行调节以使供需匹配。在新陈代谢的庞大体系中，一个有机体在合成必需维生素时所消耗的卡路里很少，但是也不为零。

考虑到这一切，我们也就理解了为什么有些生物会放弃自身合成所需维生素的能力，而是选择从饮食中获取它们。这种做法有一定的道理，毕竟，既然你的饮食中已经含有了维生素C，为什么还要费尽心思去自身合成它呢？然而，即使我们的身体并不总是"需要"合成一些基本的维生素，但这并不意味着放弃合成它们的"能力"是个好主意，这样做将会是目光短浅的，因为人类永远离不开这种饮食需求。一旦某个基因被破坏，就很难再破解它。

这个道理并不适用于人体必需的氨基酸。氨基酸结构简单，对于细胞来说本该很容易合成，但是，"仍然"有很多氨基酸是我们自身无法合成的。

酸性试验

与维生素不同的是，氨基酸含有两种有机分子（氨基酸分子中含有氨基和羧基两种官能团）。所有的生物都使用20种不同的氨基酸来构建蛋白质。人类体内有成千上万种不同的蛋白质，所有蛋白质都是由同样的20种氨基酸构成的。这20种氨基酸在结构上是相似的，每个氨基酸都是另一种氨基酸的微小变体。因此，为了合成这20种氨基酸，我们并不需要20种独立的途径。有时只需要一个单一的化学反应就可以将一种氨基酸转变为另一种。这与人类合成不同类型的维生素所必须经历的曲折有着天壤之别，而且和维生素相比，氨基酸用途的变化更多。

尽管如此，还是有一些氨基酸是我们自身无法合成的，我们必须从饮食中获得它们。事实上，在这20种氨基酸中，有8种被称为必需氨基酸，因为我们已经失去了自身合成它们的能力。我之所以说我们"失去了"这种能力，是因为当我们回顾人类的进化过程时，我们发现人类祖先是可以自身合成这8种中的几种甚至是全部氨基酸的。相对于人类的状况，一大堆不相关的微生物种类（细菌、古生菌、真菌和原生生物）却都可以自身合成所有20种氨基酸，以及DNA、脂类和复合碳水化合物所需的组分。这些完全自给自足的生物可以通过简单的碳基化合物来合成氨基酸，如葡萄糖及少量的氨态有机氮。

　　微生物并不是唯一能够合成自身所需全部氨基酸的物种。大多数植物都能自身合成这20种氨基酸。事实上，植物比大多数微生物更能够自力更生，因为它们还可以利用太阳的能量来合成能源。在含有有机氮的普通平衡土壤中，很多植物不用补充任何营养就可以活得很好。植物什么都不"吃"，它们能自己合成自身所需的所有"食物"。这种卓越的自给自足的能力意味着植物在自然界中其实不需要其他任何生物的帮助，至少在短期内没有什么日常需要。这也解释了在动物从海洋转移到陆地生活、开始食用植物之前，植物可以在陆地上繁衍1亿年，并形成郁郁葱葱的森林的原因。

　　动物则恰恰相反，它们无法做到自给自足。为了生存，它们必须不断地吃其他生物。它们可以吃植物、海藻或浮游生物，或者吃其他动物。无论用哪种方式，动物都必须从其他生物合成的有机分子中获取所有的能量，因为它们无法自己获取太阳能。

　　由于人类无论如何都要吃其他生物，所以我们就变得有点儿懒惰了。我们吃植物和其他动物的主要目的是获取它们的能量，但同时它们也会为我们带来所有的蛋白质、脂肪、糖类，甚至是那些生物体内的维生素和矿物质。当我们吃东西的时候，我们不仅仅得到了能量，还得到了各种各样的有机化合物。这使得我们不用时常靠自身来合成这些分子。如果你有一个很好的氨基酸来源渠道，例如赖氨酸，你的日常食物中的含量已经满足身体所需，那么你为什么还要费心费力地消耗自身资源去合成它呢？

当然，每种植物和动物的氨基酸数量和组合方式都不同。如果我们自己不再合成赖氨酸，我们可以吃鱼和螃蟹（赖氨酸含量高），但是吃浆果和昆虫（低赖氨酸食物）则会伤害我们。这就是放弃自身合成某些营养物质的能力而付出的代价。为了节省几卡路里的能量，我们把自己限定在某些饮食或生活方式中，我们不能改变死亡的痛苦。这是一个危险的游戏，因为世界处于不断变化的状态，每一个地理位置和微环境都经历了剧变、波动和灾难。生活中唯一不变的就是不断变化。

然而进化已经一次又一次地在人类的自身发展中做出了这种目光短浅的权衡取舍。在 20 种氨基酸中，我们的物种已经丧失了其中 8 种自身合成的能力。每一个损失都至少是一个突变事件的结果，而我们在大多数情况下都经历了多次突变。当然，突变是随机地发生在个体身上的，它们之所以能够成为人群中的普遍存在，要么是由于巧合，要么是由于该突变为我们的物种带来了某种独特的优势。对于让我们失去合成氨基酸这种能力的突变来说，这很可能只是一个偶然。

当人类失去合成多个氨基酸的能力时，他们除了增加了因膳食缺乏而带来的身体衰弱甚至是致命的风险外，一无所获，当这些突变发生时，它们为什么没有被快速消除呢？

因为我们的饮食弥补了这种损失，就像前文提到的维生素 C 一样。只要我们在饮食中保证偶尔食用肉类或奶制品，它们基本上就能为我们带来足够必需的氨基酸。然而，植物性饮食则需要更仔细地规划，因为不同种类的植物含有 20 种氨基酸的比例也不同。因此，对于素食主义者和严格素食主义者来说，为了确保他们得到足够多的氨基酸，最容易的方法就是饮食多样化。

在发达国家，素食者要获取这 8 种必需氨基酸不是什么难事。一碗米饭和豆类就能满足一整天的膳食需求，当然，该大米应为没有经过精炼的，豆类可以是黑豆、红豆或者芸豆。此外，鹰嘴豆（也被称为三角豆）、藜麦及其他一些所谓的超级食物，本身就含有大量的 8 种必需的氨基酸。

然而，在贫困人群中，尤其是在发展中国家，人们无法保证多样化的饮食摄入。有数亿人还只能靠极简单的少量主食来生存，而这些主食往往不能为人体提供足够的必需氨基酸，特别是赖氨酸。在一些国家的偏远农村，最穷的人只能靠大米生活，偶尔会吃肉类、鸡蛋或豆腐。在非洲最贫穷的地区，人们的食物几乎只有小麦制品，而这仅有的食物在饥荒期间甚至变得更为稀少。从以上例子中不难看出，蛋白质缺乏是发展中国家最为致命的饮食问题。这个问题正是由于我们无法合成某些氨基酸而直接导致的。

氨基酸缺乏问题不是现代世界所独有的。前工业化社会的人类可能经常要面对蛋白质和氨基酸摄入不足的问题。当然，像猛犸象这样的大型狩猎动物能够为人类提供大量的蛋白质和氨基酸。然而，生活在没有冷藏技术的时代，靠捕食大猎物为生意味着人类必须忍受食物丰沛和匮乏的相互交替。干旱、森林大火、超级风暴和冰河期导致了漫长的恶劣环境，饥饿对人类来说是一个持续的威胁。人类自身无法合成像氨基酸这样的基本物质，这无疑加剧了这些危机，使得人类在当时的环境下更加难以生存。在饥荒时期，造成人类死亡的根本原因并非能量不足，而是由于缺乏蛋白质，以及它们提供的必需的氨基酸。

氨基酸并不是人类和其他动物失去合成能力的唯一基本生物分子。另外两个例子来自一组叫作脂肪酸的分子。这些长链碳氢化合物是机体所需脂肪和其他脂类的基本成分，例如磷脂，它们有助于形成包围每一个细胞的生物膜。细胞膜可以说是机体内最基本的结构之一。然而，亚油酸——我们自身不能合成的两种脂肪酸中的一种（两者都有着拗口的名字）——正是构成细胞膜的一部分。另一种是α-亚麻酸，可用来帮助调节炎症反应，这是另一个非常重要的体内过程。

幸运的是，现代人类可以通过食用种子、鱼类和各种植物油来获取这两种必需的脂肪酸。同样幸运的是，一些研究表明，经常食用这些脂肪酸能够保持心血管健康。但我们也并非总是那么幸运。在史前时期，尤其是在人类发明农业之前的时代，人类的饮食往往要简单得多。那时的人类是四处漫游的迁移民族，吃着他们所能找到的一切东西，尽最大的努力跟随食物迁移。大多数时候，人们都可以摄取这些脂肪酸，但毫无疑问，也有脂肪酸摄取不足的时候。时而能吃到的草、虫子、树叶及偶尔能吃到的浆果，都可以提供这些脂肪酸。正如我们不能自身合成必需的氨基酸一样，失去这两种重要脂肪酸的合成能力会使人类在面对任何食物危机时变得更糟。

最令人抓狂的是，这两种脂肪酸的合成其实非常容易。我们的细胞可以合成大量的脂质分子，它们中许多都比亚油酸和 α- 亚麻酸复杂得多。事实上，我们还可以将亚油酸和 α-亚麻酸加工成许多非常复杂的脂类，但是我们却不能自己合成这两种简单的脂肪酸。合成这些特定脂肪酸所必需的酶存在于地球上的许多生物体中，但人类却不是其中之一。

人体就像所有动物的身体一样，吃入植物或动物组织，然后将它们捣碎，吸收其中的部分成分，并利用这些小片段来构建自己的分子、细胞和组织。然而，在这个计划中却有一些漏洞。有几种分子对人类的健康至关重要，但我们自身却无法合成，所以我们别无选择，只能通过食物来获取它们。人类需要找到这些营养素的事实限制了我们的生活地点和生活方式。这还仅仅是有机营养物质。人体在获取被称为矿物质的无机物方面也很糟糕，即使它们就存在于我们的食物中。

重金属机器

不同于湿软的水生物，人类必须要从饮食中获取大量的金属元素。我们需要摄入各种各样的金属元素——它们被称为必需的矿物质。金属离子是单个原子，不是复杂分子，它们不能被任何生物合成。我们必须通过食物或水来摄取，对我们来说必不可少的金属离子包括钴、铜、铁、铬、镍、锌和钼。我们每天也同样需要补充大量的镁、钾、钙和钠，它们在严格意义上来说都是金属元素。

我们不将这些矿物质视作金属，是因为我们不消耗或利用它们的游离形式。相反，细胞利用的是金属的水溶性、离子化形式。为了展示这种显著的差异，我们以钠为例。

钠作为金属元素在元素周期表上出现，钠元素（Na）非常活泼，它与水接触时会着火。它有很强的毒性，一点点就能杀死一头大型动物。然而，当我们去除钠原子中的单个电子，将其转化为离子时，它则具有完全不同的性质。钠离子不仅完全无害，更是所有活细胞必不可少的物质。它与氯离子结合可以形成食盐。总而言之，钠元素与钠离子（Na$^+$）是完全不同的两种物质。

虽然钠和钾是最重要的金属离子之一（任何细胞离开它们都无法正常运行），但人类几乎从来不用担心自己的饮食中会缺乏这些矿物质。所有的生物都含有相当丰富的钠离子和钾离子，所以无论你是原始人、素食主义者，还是其他什么情况，你总会得到身体所需要的钠和钾。急性缺钠或急性缺钾可能是一个紧迫的问题，但它通常是由于生理功能障碍导致的，比如禁食、过度脱水或其他一些短期的身体受损。

对于其他必不可少的金属离子，情况则不尽相同。你如果不通过饮食摄入，就会缺乏金属离子，并且陷入慢性疾病的痛苦之中。例如，钙摄入不足是全世界普遍存在的问题，无论是富人还是穷人都会受到影响。从设计角度来看，钙缺乏是最令人沮丧的饮食问题之一，因为缺乏钙是源于我们对食物中钙的吸收能力差，而不是食物中没有足够的钙。我们会"吃掉"大量的钙，只是我们的身体不太善于从食物中"提取"它。前文已经提到，维生素 D 是钙吸收过程中必需的物质，所以如果你缺乏维生素 D，那么世界上所有的膳食钙都不能帮助你，因为它会直接穿过你的肠道，无法被吸收。

即使我们的身体里有大量的维生素 D，我们对钙的吸收仍然不是很理想，而且随着年龄的增长，我们的钙吸收能力也会越来越差。婴幼儿大概能吸收他们摄入钙量的 60%，成年人却只能吸收 20% 左右，到了退休年龄，则下降到 10% 甚至更低。我们的肠道很难从食物中提取钙，以至于我们的身体被迫要从我们的骨骼中去提取钙——这是一个具有毁灭性后果的策略。由于长期缺乏钙和维生素 D，大多数人会在暮年患上骨质疏松症。

在史前时期，很少有人能活过 30 岁或 40 岁，所以你可能会认为钙缺乏对于我们的祖先来说并不是一个问题。然而，即使如此，大多数古人类骸骨中都呈现出钙和维生素 D 明显缺乏的迹象，而且它们的缺乏程度——包括当时的年轻人——看起来都要比现代人严重。

所以对于人类来说，骨质疏松症和引发该症的钙缺乏绝对不是新问题。人类在获取另一种重要的矿物质铁时，也常常会遇到类似的困难。

铁是人体内和地球上含量最丰富的过渡金属元素（以导电良好著称的过渡金属元素占据了元素周期表中的大部分区域）。与其他金属元素一样，我们使用的是离子化的铁原子，而不是铁元素的金属形态。大部分铁元素在形成之后不久就沉入了地球的核心，所以我们在地表上找到的大部分都是缺少 1 个、2 个或 3 个电子的离子。事实上，铁可以在这些不同的离子状态之间切换，这是它在人类的细胞中发挥特殊效用背后的秘密。

铁最为人所熟知的是在血红蛋白中的作用，这种蛋白质可以将氧气运送到全身各处。红细胞中含有血红蛋白，每一个血红蛋白分子需要 4 个铁原子。实际上正是铁原子赋予了血红蛋白特有的红色（这意味着你的血液和火星表面有着远超你想象的更多共同点）。铁对其他重要功能也至关重要，包括从食物中获取能量。

尽管我们的身体内、环境中、地球上和太阳系中都有大量的铁，但铁缺乏仍然是人类最常见的与饮食相关的疾病之一。事实上，根据美国疾病控制与预防中心和世界卫生组织（WHO）统计，铁缺乏是美国乃至世界范围内最常见的营养缺乏病。不夸张地说，我们生活在一个充满铁的世界里，但铁缺乏竟是一种流行病，这是非常矛盾的。

由铁缺乏引起的最严重的问题是贫血症，这个词很容易被翻译成"没有足够的血液"。因为铁是血红蛋白分子的重要组成部分，而血红蛋白又是红细胞结构和功能的重要组成部分，所以铁含量过低损害了机体产生血细胞的能力。据世界卫生组织统计，50%的孕妇和40%的学龄前儿童因缺铁而贫血。据估计，目前世界上70亿人中至少有20亿人患有贫血症。每年有数百万人死于这种疾病。

这同样是因为糟糕的设计造成了人类的铁缺乏。人类的胃肠道很难吸收植物中的铁。植物性食物中的铁和动物性食物中的铁在结构上是不同的。在动物体内，铁通常存在于血液和肌肉组织中，而且很容易处理，人类能够轻松地从一块美味的牛排中获取铁元素。然而，植物中的铁则被嵌入了蛋白质复合物中，这些蛋白质复合物在人类肠道中更难被分解，它们将留在胃肠道中，最终随粪便排出，因此对于素食者来说，保证足够的铁的摄入是另一个注意事项。在这方面，人类比大多数动物更差劲。地球上的大多数动物主要以素食为生或是完全食素者，然而它们的肠道在铁吸收方面却做得很好。

此外，还有许多关于铁摄入的影响因素，会进一步减少机体对它的吸收。例如，当铁与其他容易被吸收的物质——像维生素 C——一起被服用时，可以提高人体的铁的吸收率。素食者可以采用这种方式增强对铁的吸收。同时吃含铁和维生素 C 的食物，可以确保他们的身体能够更好地吸收这两种物质。食物中如果含有大量的维生素 C，就能使机体对铁的吸收率增加 6 倍。不幸的是，反之亦然——食物中维生素 C 含量低也会使铁的吸收率降低，这往往会导致人们同时患上维生素 C 缺乏病和贫血症。想象一下你同时患上这两种病的情景。你脸色苍白，昏昏欲睡，这还不是最糟糕的。与此同时，你可能还会失去肌肉张力，出现内出血。生活在发达国家的素食主义者避开了这种致命的陷阱，因为他们可以接触很多铁和维生素 C 含量很高的食物，比如花椰菜、菠菜和白菜。然而，生活在发展中国家的穷人通常不会那么幸运。因为在不发达地区，这些关键食物往往是稀少的，它们的生长有分明的季节性。

或许是觉得人类摄取铁元素还不够难，还有其他几种食物分子会干扰机体对铁的吸收，特别是摄取植物中的铁，例如豆类、坚果和浆果等。我们常常被告知要多吃这些食物，因为它们含有多酚，但这会降低我们对铁的提取和吸收能力。同样，全谷物、坚果和种子中的植酸含量很高，这往往会阻碍小肠对铁的吸收。这些并发症对于地球上那些因贫困而面临贫血危险的 20 亿人来说尤其严重，他们很少能够吃到肉类和含铁的食物。他们的饮食往往是多酚、植酸等含量非常高的食物，这使得他们更加难以吸收植物性食物来源的铁。为获取我们所需要的包括铁在内的所有元素，饮食多样化是一个很好的策略，但是多样的食物要搭配得当，不要同时食用富含铁的食物和阻碍铁吸收的食物。

另一个影响铁吸收的饮食成分是钙，它可以减少铁的吸收达 60%。因此，为了能最大限度地吸收铁，富含钙的食物（如乳制品、绿叶蔬菜和豆类）应与富含铁的食物分开食用，特别是珍贵的植物性食物来源的铁。如果你费心费力地准备了富含铁的食物，但却把它们和富含钙的食物搭配在一起食用，也还是白费功夫。选择食用正确的食物来满足我们严格的饮食需求是不够的，我们还要以正确的组合来吃这些食物。这就是许多人选择服用复合维生素的原因。

和缺钙一样，缺铁是史前人类相较于现代人类在饮食中更常遇到的另一个问题。虽然早期人类的主要食物很可能是肉类和鱼类，但是这两种食物都具有季节性，经历长时间的食物丰沛或匮乏，这些食物时多时少，时有时无，而对于生活在内陆地区、完全依赖于肉类的人类而言，蛋白质尤其难以获得。在人类发明农业之前，可供食用的植物与现在人们习惯吃的食物完全不同。那时的水果个头很小，吃起来也没什么味道；蔬菜苦涩，口感不清脆；坚果质地很硬，味道难以下咽；谷物颗粒粗，纤维多。更糟的是，阻碍人类吸收铁的植物比能为人类提供铁元素的植物更为常见。

虽然在当今时代，人类从素食中获取足量的铁并不难，但在石器时代，这几乎是不可能的。绝大多数史前人类在肉类短缺的时候都会患上严重的贫血症。这也是农业社会之前的人类群体大多会迁移到海岸线或其他水域周边的原因之一：作为铁元素的食物来源，鱼类比肉类更可靠。

你或许会疑惑，贫血症对人类来说是一种致命且持续的危险，可是人类最终还是生存下来了。不过，我们差一点儿就没能存活。纵观大部分的史前历史，我们的物种几乎濒临灭绝。在过去的 200 万年里，至少有 6 个人类物种曾经存在，但除了一个人类物种（现代人或智人），其余都已经灭绝。在人类物种漫长旅程中的某些时刻，我们的祖先数量曾一度非常少，按照今天的标准，它们肯定会被列为濒危物种。另外，在各个不同的人类物种中并没有哪一个能比其他任何一个更高级（直到大约 3 万年前尼安德特人种灭绝，智人成了唯一存活的人类物种），所以现代人类不能确保他们的大脑在每一次濒临灭绝的边缘都能幸免于难。导致人类濒临灭绝的原因有很多，但缺铁性贫血肯定是其中之一。

更令人难以接受的是，在努力维持体内铁平衡这件事上，人类似乎是独一无二的。除了人类，没有任何一个成功的物种曾被记载有猖獗的贫血症或铁缺乏现象。

那么，其他动物是如何应对获得足够铁的挑战的呢？毕竟，对这种必需矿物质的需求不是人类独有的，也没有其他哪种动物自身能够合成。当然，即使不是在人类身上，进化也已经想出了解决这一挑战的方法。

答案很复杂。水生动物，无论是鱼类、两栖动物、鸟类、哺乳动物，还是无脊椎动物，在获取铁元素方面的情况都不相同，因为铁离子在海水和淡水中都很丰富，虽然水生动物仍然需要从水中提取铁离子，但是这对它们来说并不是什么问题。同理，铁在岩石和土壤中也很丰富，所以植物很容易获取铁元素。

看来相对于人类来说，食草动物或主要以植物为食的动物，更擅长在它们的饮食中加入丰富的铁源，或者更擅长从它们的食物中将铁元素提取出来。当这些物种经历饥荒、迁移或其他压力因素时，缺铁现象便会普遍存在，但这是一个"结果"，而并非原因。人类则是唯一一种即使是在不愁吃喝的时候仍然会遭受缺铁痛苦的物种。

令人沮丧的是，我们完全不理解为什么我们很难获取足够的铁元素。为什么人类不擅于提取植物中的铁？为什么我们对不经意间同时食用富含铁元素的食物和抑制铁吸收的食物会如此敏感？这些似乎是人类独有的问题。人类体内负责吸收铁的基因有可能经历了一次或多次基因突变，或许这在当时并不重要，因为我们祖先的饮食中有丰富的动物来源的铁，可能是鱼类或大型动物。这是一个合理的假说，尽管还没有被证实。

其他重金属的缺乏比铁缺乏更罕见，这主要是因为我们对这些矿物质的需求非常少。我们只需要很少量的铜、锌、钴、镍、锰、钼，以及其他一些元素。在某些情况下，我们可能几个月甚至几年都不需要摄入这些金属元素，仅仅依靠我们体内的储备就够了。

然而，这些微量的重金属元素对人类来说也是至关重要的，如果我们的饮食中完全不含这些重金属，最终我们的生命就会受到威胁。是进化的失误让人类难以吸收它们，还是这只是人类未能适应这种挑战？两者有什么区别吗？有很多微生物根本就不需要这些元素。事实上，没有一种微量金属元素是所有生物体都需要的。换句话说，对于每一种重金属元素而言，都有一些生物体设计出用它们自己的分子来完成这些重金属元素的工作。而人类却没有在这方面下功夫，所以我们需要各种各样的微量金属离子。

◎   ◎   ◎

尾声：肥胖致死

几十年来，在美国和其他发达国家，饮食书籍泛滥成灾[4]。这反映出一种不祥的趋势。饥饿曾经对所有人造成严重威胁；现在，肥胖症正取代它成为世界上许多地区的灾难。

这直接源于进化对人体进行改造时的目光短浅。正如许多饮食书籍中所指出的，肥胖对我们的困扰是与生俱来的。然而，对于事情如何出错以及为什么会出错，最流行的解释忽略了人类进化的教训，而这个教训则是这一日益严重的问题的核心。

几乎人人都热爱美食。大多数人总是对食物充满了渴望，不管他们是否真的饿了，而且渴望的对象通常是高脂肪、高糖的食物。但是大多数能为人类提供必需维生素和矿物质的食物——从水果到鱼类，再到绿叶蔬菜——糖或脂肪的含量都不高。（还记得上一次你特别想吃花椰菜是什么时候吗？）那么，为什么高卡路里的食物更受到人类本能的青睐呢？为什么即使我们已经吃得很饱，但仍然会对这类食物充满渴望呢？

因为直到最近的一两个世纪，肥胖率才开始急剧而稳定地上升，并成为一个主要的健康问题，所以它很容易被认为是一个现代性问题，而不是生物学问题。不过，现代生活方式和饮食习惯确实是造成目前发达国家高肥胖率的罪魁祸首，但如果这样认为，那就是本末倒置了。人们吃得多不仅仅是因为他们"能"吃很多，还因为它们被"设计"成了这样。那么问题来了，为什么人类会被"设计"成这样呢？

人类不是唯一的贪吃者。如果你养狗或猫，你一定会注意到它们的食欲似乎永远都不能得到满足。它们总是想要更多的食物，更多的人类剩饭，更多的狗粮猫粮，而且相比吃绿色蔬菜，它们更喜欢吃丰富而美味的食物。事实上，我们的动物伙伴和我们一样容易患肥胖症。如果我们不注意给它们的食物量，而是一味地满足它们，它们很快就会超重。

科学家们对待实验动物也是如此。无论是鱼、青蛙、小鼠、大鼠、猴子，还是兔子，它们的食物必须是限定的，否则它们的体重就会超标。动物园里的动物也是一样。动物饲养员和兽医会持续监测圈养动物的体重和食物配给情况，这样它们的健康才不会因为暴饮暴食而受到损害。

这里值得思考的要点是，包括人类在内的所有动物，尤其是人类，如果完全由自己来决定饮食，就会很容易变得病态肥胖。这与我们在野外看到的动物却形成了鲜明对比，至少可以说，在野生动物中，肥胖症是罕见的。生活在自然栖息地的动物几乎总是体形纤瘦，甚至瘦骨嶙峋。

曾经有人认为动物园、实验室和人类家园的人工环境是动物肥胖症的罪魁祸首。毕竟,动物已经花了数百万年的时间来适应它们的野生自然栖息地,而这些是人工栖息地无法替代的。也许是因禁的压力导致了神经性暴饮暴食,或者是相对久坐的生活方式使代谢动力学失去了平衡。

虽然这些都是合理的假设,但是从多年来对它们进行的实验来看,这些似乎都不是导致圈养动物肥胖的主要原因。能运动的圈养动物仍然需要合理的食物配给。如果给它们的食物太多,它们仍然会变得肥胖。

那么为什么我们在野外却很难发现肥胖动物呢?答案相当令人不安,那就是大多数野生动物几乎一直在饥饿的边缘徘徊。它们生活在持续饥饿的状态中。即使是冬眠的动物,其余半年的时间仍在不停地挨饿。在野外生存是残酷的,也是一场永恒的斗争。自然界中根本没有能够满足所有动物的足够食物,所以不同物种为了争夺稀缺的资源,要不断地相互竞争。

除了现代人类,食物稀缺是所有动物的生存常态。

在 20 世纪的大部分时间里,人们认为现代的生活方式和生活便利是肥胖出现的罪魁祸首。办公室工作开始取代体力劳动,广播和电视取代了体育运动和其他形式的运动休闲活动。人们认为,上一代人无论是在工作中还是在业余生活中,都比现在的人们有更多锻炼身体的机会。越来越久坐不动的生活方式和远离体力劳动的转变是现代人腰围增加的元凶。通过这种推理，肥胖不是设计缺陷的结果——这是不良生活方式导致的结果。

虽然这种说法似乎有道理，但这并不是全部。靠体力劳动维生的人并不能避免肥胖症的发生。实际上，肥胖和体力劳动都与低收入有关。另外，花更多时间从事体育运动而不是室内游戏的儿童并不能减少其成年后出现肥胖的可能性。在童年、青春期，甚至成年时曾是活跃的运动员的人们[5]，更容易在 30~50 岁时发生肥胖，特别是当他们的体力活动减少时。这不是生活方式造成的，而是对高卡路里食物的过度消耗，这成了他们肥胖的主要原因。

很不幸，这解释了人们为什么单凭运动很少能实现持续减重。确切地说，运动弊大于利。剧烈的运动会导致强烈的饥饿，这反过来又会导致糟糕的饮食选择和削弱减肥的决心。每当有人决定靠节食来减肥时，他就会更接近于完全放弃。

最残酷的事实是，发达国家的人们被高热量的食物包围，他们根本无法抵御这种诱惑。对于大多数物种的历史来说，这并不是任何人都需要担心的事情。直到过去的几百年，大多数人都还没能获得足够的肉类和甜食。工业革命开始后大众才有了丰富的饮食。在此之前，男人的壮硕和女人的丰满是财富、权力和特权的标志，平民就像野生动物一样，常常受到饥饿困扰。

当人们不可能经常得到足够的食物时，偶尔一次暴饮暴食是一种很好的方式。但是当人们一天 3 次或 4 次过度饮食，且日复一日时，他们薄弱的意志力就不可能让他们做到通过控制食物的摄入来避免体重增加了。人类的心理与生理是不匹配的。这就是为什么人们常常把每顿饭都当作在漫长冬天之前的最后一顿饭，好像他们在狼吞虎咽的同时预想到自己将面对几乎找不到任何食物的状况。

情况变得更糟了。正如最近的研究表明，我们的身体负责调节新陈代谢率，所以我们的体重很容易增加，而减肥却非常困难。那些曾与自身体重做斗争的人会告诉你，坚持几周的节食和锻炼带来的减肥效果往往收效甚微，而一个周末的大吃大喝却可以立刻让你增重数磅[①]。因此，肥胖症和 2 型糖尿病都是最典型的进化失配性疾病，这些疾病是由于人类现在的生活环境与他们在进化过程中所处的环境的完全不同造成的。

由于现代食物的充足供应，发达国家的人们可能永远不必担心维生素 C 缺乏病、脚气病、佝偻病或糙皮病。然而，肥胖将会对他们的意志力和习惯发起持续性的挑战，并且没有任何快速的解决办法。这个宿命论的真相让我们想起将要探索的另一种人类缺陷——基因组中的缺陷。

---

① 1 磅约为 453.59 克。——编者注

第三章

基因组中的垃圾

为什么人体内断裂的非功能基因几乎
和功能基因一样多？为什么我们的 DNA
里含有数百万个因既往感染而留下的病毒
尸体？为什么奇怪的自我复制的 DNA 片
段占了基因组的 10% 以上？……

你或许听说过"人类的大脑只被开发了 10%"的说法。这完全是谬见,事实上,人类几乎利用了大脑神经组织的每一处褶皱。人类大脑的每个区域都有其特定的职能。例如语言或运动,当人们运动时,整个大脑几乎总是活跃的。人类大脑是高度统一的有机整体,每一部分都至关重要,无论多么微小,都不可以被失活或移除,否则后果就会相当严重。

然而,人类的 DNA 则完全是另外一种情况。我们浩瀚的基因组——我们携带在每个细胞中的全部 DNA——中的大部分基因都没有任何功用。这种没有用的遗传物质曾经被称为"垃圾 DNA",以反映其假定的无用性,尽管这个术语已经不再受一些科学家的青睐,因为他们已经发现了这种"垃圾"的某些功能。事实上,这很可能证明大部分所谓的"垃圾 DNA"实际上具有某种特定的用途。

然而,无论我们的基因组中含有多少垃圾,不可否认的是,我们每个人都携带着大量非功能性 DNA。本章将讲述"真正的"基因垃圾的故事:断裂的基因、病毒副产物、无意义的复制,以及扰乱我们细胞的无用编码。

在开始讲述之前,我们有必要先快速地回顾一下人类遗传学的基础知识。几乎所有的人类细胞,无论是皮肤细胞、肌肉细胞、神经元,还是其他任何类型的细胞,都有一个被称为细胞核的核心结构,它包含了人类整幅遗传蓝图。这幅蓝图——正如我们将看到的,其中大部分都难以辨认——就是你的基因组，它由一种叫作脱氧核糖核酸的分子组成，这种分子另一个更为人们所熟知的名字就是 DNA。

DNA 是一个线性双链的双分子，它看起来像一架很长的扭曲的梯子，它所包含的遗传信息是由另一种被称为核苷酸的较小分子配对编写而成的。可以将这些核苷酸想象为这架"梯子"的边梁。每架梯子都由多条横档和边梁构成，每条横档两边连接边梁，即各连接一个核苷酸分子。这些核苷酸有 4 个种类，简称 A、C、G 和 T，A 只能与 T 配对，C 只能与 G 配对。这些配对被称为碱基对，正是它们的存在使得 DNA 成为一种难以置信的遗传信息载体。

你如果沿着 DNA 梯子的一侧边梁看，可以看到这 4 种核苷酸字母的任意组合。假设你看到了 5 个梯级（5 对核苷酸），一侧边梁上是字母 A、C、G、A 和 T，那么按照配对规则，只能将 A 与 T 配对，将 C 与 G 配对，所以可以确定的是，当你把视线移到该梯子这 5 个梯级（5 对核苷酸）的另一侧边梁时，看到的将是这串编码的镜像（反转序列）T、G、C、T 和 A。

这是一种简单而巧妙的信息编码形式，它使得遗传物质很容易被一次又一次地复制。你可以把这架长长的 DNA 梯子从中间撕开，把每个梯级分成两半，你会发现每一半都包含了相同的信息。这正是细胞在分裂之前复制 DNA 分子的过程，也是身体用新细胞替换旧细胞的基本过程。因此，

DNA复制自身的能力不仅仅是进化工程的奇迹，还是我们存在的基础。

到目前为止，一切都很好，DNA可以说是大自然的奇迹。但是当我们深入了解时，它看起来似乎就不再那么奇妙了。构成人类基因组的DNA梯子有数十亿个梯级，总共有23亿对核苷酸，由46亿个字母组成。其中的很多梯级因为缺乏更确切的信息表达而无法使用。有些则纯粹是无意义的重复，就好像有个人在持续不断地敲击电脑键盘，后来键盘损坏且未经修理，可这个人却没有停下，继续敲打，他敲打出的文字，虽然前面的部分都是正确的，但后面的很显然是无用的。

如果你看懂了整架DNA梯子任意一侧的边梁结构，你就会发现一些奇怪的东西。在你的基因中，这些真正有用的编码（比如，能够使你的眼睛虹膜呈现某种特定颜色，或者指引你的神经系统发育），平均大约只有9 000个字母长，而这些基因的总数大约只有23 000个。这看起来似乎很多，但事实上，它仅仅是几亿个DNA的字母——也就是说，23亿对核苷酸中只有两亿多对核苷酸构成了你身体的基因组。

那么其余的大部分核苷酸呢？如果它们不是基因的一部分，又有什么作用？简单来说：什么用也没有。

为了理解这是怎么回事，让我们采用一个新的类比。我们称基因为"单词"，一串 DNA 的字母组成了一些有意义的"单词"。在基因组的这本"书"中，这些"单词"之间的空间充满了大段难以置信的胡言乱语。总而言之，你的 DNA 中只有 3% 的字母是构成"单词"的部分，剩下 97% 的字母都是废话。

你并没有"一架"很长的 DNA 梯子。每个细胞有 46 条染色体，在细胞分裂的瞬间，你甚至可以在普通显微镜下看到它们。（精子和卵细胞除外，每个精子细胞或卵子细胞只有 23 条染色体。）然而，当细胞不在分裂期时，所有染色体都会松弛下来，就像一大碗 46 条缠在一起的意大利面条一样。染色体的长度各不相同，1 号染色体有 2.5 亿对核苷酸，而 21 号染色体只有 4 800 万对核苷酸。

虽然在某些染色体中，有用的 DNA 相对于"垃圾 DNA"来说占比非常高，但是也有一些染色体却被重复的没用的 DNA 覆盖。例如，19 号染色体的基因密度是最高的，有超过 1 400 个编码基因，遍布于 5 900 万个字母。另一个极端是 4 号染色体，它的长度是 19 号染色体的 3 倍，但大约只有其一半的编码基因，其中有用的基因极少，就像是被浩瀚而空旷的海洋包围的小岛一样。

在这一点上，人类的基因组也反映出了其他哺乳动物的基因组的特点，所有哺乳动物的基因数量都大致相同，约为 23 000 个。虽然有些哺乳动物只有 20 000 个基因，而有些则多达 25 000 个，但这仍然是一个较小的范围——考虑到哺乳动物已经在地球上生存了 2.5 亿年以上，所以这一点尤其令人惊讶。值得注意的是，尽管人类已经与其他一些哺乳动物分开进化了超过 2.5 亿年，但我们都拥有类似数量的功能基因。事实上，人类与只有在显微镜下才能看到的蛔虫有着大致相同数量的基因，而后者甚至没有真正的组织或器官。我只是说说而已。

在进化期间，相对稀少、可用的基因做了大量工作。它们各自通过将 DNA 分子的梯子从中间断开并暴露两侧所有字母的核苷酸来制造蛋白质。构成基因的一系列字母（遗传信息）可以被复制到 mRNA（m 代表"信使"，RNA 代表核糖核酸）上，这些遗传信息可以合成许多种能在细胞周围及其他部位传播的蛋白质，它们将参与机体的所有重要活动，比如生长和存活。

这 23 000 个共同组成了基因组 3% 的基因可以说是大自然的奇迹。其余 97% 的人类 DNA 更倾向于是一种错误，它们似乎并没有太多的实际作用。事实上，其中一些甚至是有害的。

整个基因组——无论是否具有功能——在每次细胞分裂时都会被复制，这不仅消耗了细胞能量，还需要时间、能量和化学资源。保守估计，每个人每天至少经历 1×10^{11} 次细胞分裂。这意味着平均每秒有超过 100 万次细胞分裂，而每一次分裂都将复制整个基因组、"垃圾DNA"及全部内容。也就是说，你每天会消耗少量卡路里，只是为了复制你无用的DNA。

奇怪的是，细胞会一丝不苟地检查"垃圾DNA"的错误。每当一个细胞复制这个不相关的DNA时，它就将启用校对和修复机制，这与它在复制基因组中最重要的基因时的机制相同。没有区域会被忽略，也没有区域会得到特别的关注。这点很令人费解，因为在一段冗长无用的DNA中的复制错误是无关紧要的，而在基因中出现相同的突变就可能是致命的，正如我们稍后将看到的那样。复制和编辑DNA的机器似乎不能区分这两种类型——是编码基因，还是无用的垃圾——还不如一只能辨别出一首诗是出自一个学龄前儿童还是出自诗人马娅·安杰卢（Maya Angelou）的黑猩猩。

我们正处在生物医学研究的新纪元。科学家们现在可以读取一个人基因组的全部序列，分布于46条染色体上的所有46亿个字母，这个过程只需要几个星期就能完成，花费大约1 000美元。（人类基因组的第一次完整测序花了10年时间，耗资近3亿美元。）尽管我们发现了一些以前被称为垃圾的DNA区域其实具有许多新的惊人功能，但这些区域仍然被非功能性"垃圾DNA"所掩盖。表现出功能性的"垃圾DNA"甚至也可能成为纯粹的垃圾。[①]考虑到人类基因组中存在这么多无用的编码，而我们还能像现在这样，简直就是奇迹。

基因组中大量无用的 DNA 或许是它最大的缺陷，甚至它具有功能的部分——基因——也充满了错误。这些错误通常来自突变，也就是我们所说的 DNA 序列的改变。基因组可以经历两种常见的突变方式。（如果算上逆转录病毒感染的话，那么就有 3 种常见方式，不过我们很快就会来讨论这些问题。）一种是损伤 DNA 分子本身。这可能是由于辐射、紫外线照射，或者是被称为诱变剂的有害化学物质导致的，例如香烟烟雾中的大量物质。（因为突变具有致癌倾向，所以诱变剂通常被称为致癌物。）

另一种方式是 DNA 在细胞分裂之前的复制过程中出现了错误。每个细胞有 46 亿个核苷酸编码字母，并且平均每人每天经历大约 1×10^{11} 次细胞分裂，也就是说，一个细胞每天在复制 DNA 时犯错误的机会多于 10^{20} 次。细胞是优秀的复制者，复制 100 万个字母也不会有一个错误，而且即使

---

① 2012 年，一项名为"ENCODE"的大规模基因组探索计划因宣称人类基因组中高达 80% 的 DNA 具有功能性而轰动一时。这一说法已被驳斥，部分原因是对方法层面的打扰。但主要是由于研究人员断言部分基因组功能并不符合科学标准。这使得许多科学家重新审视和捍卫"垃圾"这个词描述非功能性 DNA。参见格劳尔（Graur）等人发表的"关于电视机的不朽"[《基因组生物学和进化 5》（Genome Biology and Evolution 5）]，以获得对 ENCODE 声明有缺陷的推理的绝妙解释。

出现罕见的错误，它也能够立即捕捉并纠正这些错误，纠错率高达 99.9%。尽管错误率这么低，但是面对那么多的犯错机会，有时错误还是会发生，并且没能得到纠正。这些错误就成了突变。事实上，每一天，你的身体都在经历数以百万计的突变。

幸运的是，这些突变大多发生在不重要的 DNA 区域，所以它们并不会对你的身体产生什么实际影响。此外，如果细胞突变不是发生在精子或卵细胞中，那就不会对进化产生影响，因为它们不会被传递。只有所谓的生殖细胞中的 DNA 会遗传给下一代。

然而，复制错误和 DNA 损伤，都是可以并且确实会发生在精子或卵细胞基因组的重要区域的。当这种情况发生时，这些突变可能不会对这一个体造成什么影响，但是会影响他或她的孩子。这些被称为遗传突变，是所有生物进化和适应的基础。不过在遗传突变方面，这并不都是快乐的意外。虽然大多数基因都是无关紧要的（考虑到基因组中的大多数基因都没有做任何事），但是许多突变都是有害的，因为它们破坏了基因的功能。

那些从父亲或母亲那里遗传了基因突变的可怜后代通常都很糟糕。自然选择的过程是要保持基因库的纯净，但有时突变带来的危害并不会立即显现。如果一种突变并没有在短时间内对人类或动物的健康或生育能力造成损害的话，它就不一定会被消除。它甚至可以蔓延到整个人群或动物种群。如果某种突变是在发生很久之后才对个体造成伤害的，那么自然选择就没有办法立即阻止它。

这就是进化的盲点，它的影响在物种中显而易见，并且藏于我们每个人的身体深处。数千条有害突变的疤痕遍布人类基因组，当自然选择注意到这些突变时，为时已晚。

断裂的基因

在人类基因组的无用 DNA 中，有一个种类很特别：假基因。这些遗传编码看起来和正常基因很相似，但却不具备正常的基因功能。它们是基因在进化过程中形成的无功能的残留物，这些曾经具有功能的基因在人类进化过程中的某个时刻发生了突变，并且没能得到修复。

在上一章中，我们看到了一个这样的假基因——GULO 基因，当它没有发生突变、丧失功能的时候，几乎可以让所有非灵长类动物实现自身合成维生素 C。在所有灵长类动物的某个共同祖先的身体中，GULO 基因被随机突变破坏。因为这个祖先的饮食中含有丰富的维生素 C，所以这种突变不会对该个体造成任何伤害。然而，当这个基因突变被传递给所有灵长类动物时，它们——我们——将遭受维生素 C 缺乏病的恐怖折磨。

你可能会想，为什么大自然无法用突变的方法来解决这个问题，就像当初创造它时一样？那样确实很好，但几乎是不可能的。突变就像雷击，是复制核苷酸的 46 亿个字母的过程中的随机错误。闪电两次击中同一地点的概率是如此之小，以至于根本不存在这种情况。更重要的是，突变很难修复一个断裂的基因，因为在最初的破坏性突变之后，该基因很快就会形成额外的突变。如果第一次突变不会杀死或伤害拥有该基因的个体，那么随后的突变也不会。这样的突变无法被自然选择消除。

这就是为什么在进化史上，假基因的突变率显著高于功能基因的突变率。功能基因的突变通常不会世代相传。一般来说，"雷击"会对细胞或有机体造成伤害，在细胞或有机体中发生"雷击"时，个体不太可能成功繁殖，从而限制了有缺陷的遗传物质的传播。然而，假基因可以随意地发生突变并不断积累，而不会伤害携带它们的实体——事实就是这样。假基因被世代传递下去，并持续在它们的后代中恶化，不久基因就发生了突变，并且完全没有了修复的可能。

人类 GULO 基因就这样失去了功能。与其他大多数动物体内具有功能的 GULO 基因相比，人类 GOLO 基因经历了成百上千次突变。然而，它仍然很容易辨认。人类 GULO 基因与食肉动物（如狗和猫）中发现的功能 GULO 基因有着超过 85% 的相同的 DNA 序列。人类 GULO 基因的大部分 DNA 序列都在那里，只是占着位置没有起任何作用而已，就像汽车被停在废车场里生锈一样——除此之外，自从人类 GULO 基因在几千万年前被破坏以来，人类还在不断地重塑这个生锈的旧基因，频率高达每天数十亿次。

由于维生素 C 缺乏病的出现，GULO 基因可能是人类最著名的假基因，但这并非唯一的一个。人类在基因组中潜藏着相当多的断裂基因——实际上，它们的数量绝不仅仅是成百上千个。据科学家们估计 [1]，人类基因组中包含近 20 000 个完整的假基因。这几乎和功能基因一样多。

公平地说，这些假基因中的大部分是偶然的基因复制的结果。这解释了为什么这些基因的破坏性突变及随后的死亡并没有对个体造成有害的影响——这些是基因的额外拷贝。它们的功能对于其他基因的功能来说是多余的，因此失去这些基因并不会给任何个体带来不利。当然，如果让它们一直在那里不断地进行复制，毫无疑问是没有意义的——浪费资源，只是没有直接的危害而已。

但是当某个功能基因的唯一复制品被突变破坏并变成假基因时，则会对个体造成伤害。除了 GULO 基因（以及它能抵抗维生素 C 缺乏病的天赋），另一个假基因的破坏也对人类的健康产生有害的影响，这个假基因曾经帮助我们的祖先抵御感染。该基因能够产生 θ- 防御素，这是一种仍然存在于大多数旧大陆猴、新世界猴，甚至是猩猩中的蛋白质。然而，在人类和非洲猿类亲戚（大猩猩和黑猩猩）的共同祖先中[2]，这个基因失活了，之后发生了突变，并且没能得到修复。失去了这个基因的功能，人类便比其他灵长类动物更容易感染。

诚然，我们可能已经进化出其他防御机制来取代这些 θ- 防御素——但似乎还不够。例如，缺乏 θ- 防御素的细胞似乎更容易感染 HIV（人类免疫缺陷病毒）。在 20 世纪 70 年代末和 80 年代，当 HIV 肆虐全球的时候，我们确实可以使用这种防御素。如果不是因为这个断裂的基因，HIV 危机可能永远也不会在人类身上发生，或者即使发生了也至少不会如此广泛和致命。

假基因是大自然残忍生存法则的一个教训，它不考虑明天。突变是随机的，自然选择只能是从一代到下一代；进化则发生在相对较长的时间尺度上。我们是短期改变的长期适应的产物，进化则不是以目标为导向的，事实上，也不能是。自然选择只对即刻或非常短期的后果有反应，它对长期的后果似乎视而不见。在 GULO 基因或能够产生 θ- 防御素的基因发生突变时，只有立即感受到致死效应时，自然选择才会保护物种。如果突变的携带者继续繁衍并将其传给后代，进化就无力阻止它。GULO 基因的死亡可能对第一只失去 GULO 基因功能的灵长类动物没有任何影响，然而几千万年后，它的远房后代却会遭受失去这个基因功能的痛苦。

GULO 基因和 θ- 防御素基因并不是唯一遭受突变并导

致人类更衰弱的基因。我们另外 23 000 个基因中的每一个都曾经，并且现在仍然在持续不断地受到突变的袭击、受伤或死亡。人类没有因为突变而丢失更多基因的唯一原因，是第一个不幸的突变体通常都会死亡或者无法繁育，因此不会将假基因传递给下一代。对于她或他来说，命运是悲惨的，但这对我们其余的人来说则是一种幸运。

一些科学家称假基因是死亡而不是损坏了，因为自然界已经设法"复活"了一些假基因以服务于新的功能。这让我想起了我的一个朋友在冰箱坏掉时做过的事。他没有把它扔到垃圾场，而是把它变成了卧室的衣柜。他并不是为了把它变成一个衣柜而"买"了这台冰箱，他只是重新规划了这台坏冰箱的功能，因为这比把它扔掉容易得多。他让他的坏冰箱复活，并有了全新的功能。这是一个绝妙的把戏——但据我们所知，能够复活的基因就和能做衣柜的冰箱一样稀有。

基因库中的短吻鳄

正如我们之前所见，DNA 的复制过程并不完美。我们的身体为了这个目的而开发的机器偶尔会出错，这些错误会导致各种问题。但是这些突变是零星发生的——意外事件，比如灵长类基因组中 GULO 基因的突然死亡，它只是恰好传播到了整个人类种群。像突变本身一样，有时由这些错误导致的疾病，如维生素 C 缺乏病，是零星发生的。不过，有一整类遗传疾病比这些更隐蔽，正是因为引起这些疾病的突变不是由遗传漂变的意外事故造成的。事实上，它们是受到了自然选择的"青睐"。

在人类种群中，有大量持续存在的遗传疾病，这些疾病已经伴随了人类种群超过数千年甚至数百万年了。每一种遗传疾病都有一个有趣的故事，它可以教给我们一些宝贵的经验——关于进化过程的草率及残酷的经验。

或许最广为人知和广泛传播的遗传疾病就是 SCD（镰状细胞贫血），它已经困扰了人类多年。每年有 30 万名新生儿患有这种疾病。仅在 2013 年就至少有 176 000 人死于该病。这种疾病是由于血红蛋白①中的一种基因发生突变而引起的。

通常，血红细胞中含有大量血红蛋白，其形状有助于最大限度地输送氧气和实现最优折叠，从而使血红细胞挤过被称为毛细血管的微小血管。而 SCD 患者的突变型血红蛋白则不能紧密地聚集在一起，这导致血红细胞变形。这些畸形细胞不能有效地输送氧气，更糟的是，它们无法折叠并挤过毛细血管。它们往往被困在狭小的空间里，造成血液堵塞，

---

① 血红蛋白，一种在血液中携带氧气并将其输送到所有细胞的蛋白质。——译者注

当堵塞的下游组织变得缺氧时，就会导致剧烈疼痛，甚至是威胁生命的镰状细胞危象。在发达国家，镰状细胞危象的危险通常可以通过密切监测和现代医学来管控。但在非洲、拉丁美洲、阿拉伯、东南亚，以及大洋洲等欠发达地区，镰状细胞危象往往是致命的。

SCD 最奇怪的地方在于它是由单点突变引发的，即一个 DNA 字母与另一个 DNA 字母的简单转换（尽管存在许多可能导致疾病的点突变，不同的地理种族群有不同的突变）。这真的很奇怪，因为一个对生存有着如此严重负面影响的点突变通常很快就会从种群中消失。群体遗传学的研究已经令人信服地显示，一个会引起轻微缺陷的突变在几代之内就会从该群体中消失，不会在群体中存在几千年之久。可以肯定的是，由多个基因相互作用引发的遗传疾病，或那些对疾病只具有轻微易感性的遗传疾病，有时很难由自然选择消除。但是 SCD 应该是很容易被消除的。它只有一个突变基因，并且它带来的影响是灾难性的。按理说，它根本不可能坚持很久。

然而，导致 SCD 的突变编码已经存在了几十万年之久，它已经在许多不同的族群中出现并传播——传播！为什么一个突变能够导致这样一种可怕的、使人衰弱的疾病？如果没有现代医学干预，这种疾病往往是致命的。这个突变在人类历史上曾多次出现在不同的地方，但它为何能常常受到自然选择的

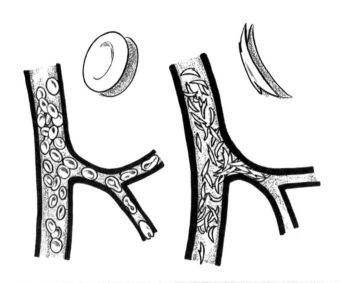

图 12　正常血红细胞的形状（左）和镰状细胞病的血红细胞形态（右）。正常的血红细胞很容易对折，以便挤过空间狭小的毛细血管，而镰刀形细胞的柔韧性则差得多，并且经常会卡在血管的狭窄处

眷顾？此外，它又是如何在人群中传播得如此之广的呢？

　　答案出人意料地简单。像许多遗传性疾病一样，镰状细胞病是隐性基因遗传病。这意味着你需要继承两个突变等位基因的复制基因，一个来自父亲，一个来自母亲，才会患上这种疾病。如果你只遗传了一个复制基因，那么你将不会受到任何明显的影响——但你会是一个携带者，能够将该基因传给你的孩子，如果你的伴侣也给孩子一个这样的复制基因，孩子依然会患上这种疾病。如果夫妻两个都是 SCD 携带者，那么他们生育的后代中，大约有 1/4 的孩子会患上这种疾病，即使父母双方看起来都很健康。正是由于这个原因，隐性性状有时会表现为隔代遗传。尽管如此，由于 SCD 具有强致命性，这种疾病的早期致死病患本应该能让它彻底从人群中消失，可事实上并没有。

SCD 突变没有被消除的原因是，SCD 携带者——那些只有一个突变编码复制基因并且因此没有受到症状影响的个体——比非携带者对疟疾更有抵抗力。疟疾像 SCD 一样，是一种会影响红细胞的疾病。不同的是，疟疾是一种由蚊子叮咬而传播给人类的疟原虫引发的寄生虫病。研究发现，携带了一个突变 SCD 等位基因复制基因的人的红细胞形状确实略有不同。这种不同形状的红细胞不会引起镰状细胞病，但足以使疟原虫无法在这些细胞中寄生。

在生物学导论的课程中，镰状细胞病常常被作为杂合子优势的例子来进行讨论。所谓杂合子，是指同一位点上的两个等位基因不相同的基因型个体。SCD 携带者是受影响基因的杂合子，因为它有一个突变等位基因的复制基因和一个正常复制基因。要了解为什么 SCD 携带者具有优势，就要考虑这样一个事实，如果你得到两个 SCD 突变等位基因的复制基因，你就会有大麻烦。然而，如果你只得到一个复制基因，你就比那些没有复制基因的人境况好，因为你不仅没有 SCD 的症状，你感染疟疾的可能性也较小。在疟疾流行的地区，SCD 突变基因正被自然选择向两个方向推进。一方面，镰状细胞病可能是致命的；另一方面，疟疾也可能是致命的。进化必须要权衡这两种威胁，其妥协的结果是，在中非疟疾感染最严重的地区，有多达 20% 的人口携带这个会导致 SCD 但能抵抗疟疾的突变等位基因。

很明显，镰状细胞病在人群中分布并不均匀。毕竟，如果 SCD 突变发生在一个蚊子和疟疾较少的地区——比如北欧——的个体中，那么这个突变并不会给那个个体带来任何影响。等位基因仅仅是一种致病突变，因此它不会继续存在。所以，镰状细胞病在欧洲人群中几乎闻所未闻。事实

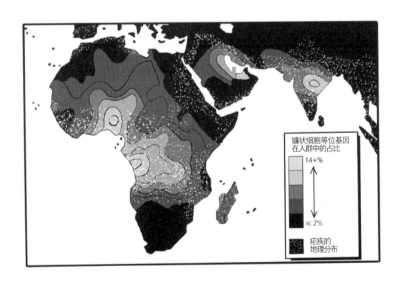

图13 镰状细胞病基因的全球分布与导致疟疾的疟原虫的分布范围相比较，由于镰状细胞病对疟疾具有免疫性，它们的地理分布范围明显是重叠的

上，镰状细胞病的地理分布与疟疾的地理分布有着惊人的重叠性。

镰状细胞病的故事有一个有趣的结局。研究人员能够理解进化的压力对突变编码的推动作用，但是他们最初并不理解 SCD 为什么会继续存在，因为镰状细胞病比疟疾更致命。他们建立了计算机模型预测的结果与事实正相反：SCD 应该已经灭绝了。但他们忽略了一个重要因素，在农业社会之前的史前人类社会大多实行一夫多妻制。

在大多数一夫多妻制的社会中，少数男性拥有多个妻子，这意味着男性要为了获得尽可能多女性的生育特权而相互竞争，而大多数男性根本不生育。男性的竞争相当激烈，而且其子孙后代的数量与其整体的健康、生命力和生殖能力之间存在着直接且重要的关系。在这种情况下，疟疾与镰状细胞病之间的紧密关系可能注定了男性要么具有两个 SCD 等位基因的复制基因，要么没有 SCD 等位基因的复制基因——这使得这些男性要么患上镰状细胞病，要么容易受到疟疾的折磨。因此，大多数占统治地位和多产的男性都是携带者。这些雄性领袖（借用一个被过度使用的术语）会与大量女性繁殖更多数量的后代。这些后代中的许多人不会长到成年，因为除了常见的灾难、疾病感染和前现代化生活的各种缺陷，他们中的许多人还必须与疟疾或镰状细胞病做斗争。不过，这都不是问题，因为 SCD 携带者和他的"后宫"会不断地生育更多的婴儿。

与一夫一妻制的婚姻相比，由于男性之间的直接竞争，一夫多妻制实质上加剧了健康和生存的选择性压力。杂合子甚至更有优势，因为为了战胜其他男性并赢得"后宫"，男性必须处于极佳的健康状态。任何易患镰状细胞病的倾向或对疟疾的敏感性都会是他无力承受的弱点。尽管一夫多妻制在人类中并不普遍，但在某些地方的某些时候，一夫多妻制已经普遍到足以促进导致镰状细胞病的基因突变的增殖。曾经生活在饱受疟疾肆虐的热带地区的人类后代中，许多人仍然患有这种遗传病。

其他单基因遗传病包括囊性纤维化、各种类型的血友病、秦 - 萨克斯症、苯丙酮尿症、杜兴氏肌肉营养不良症等，共有数百种。这些基因就像 SCD 的基因一样是隐性的，也就是说，你必须遗传来自父母双方的基因突变才会患病。这使得上述疾病中的每一种都相当罕见。然而，总的来说，遗传疾病并不少见，一些统计表明遗传疾病影响了大约 5% 的人口。虽然不是所有的遗传疾病都会致命，甚至使人虚弱，但我们仍然在谈论它们，因为在地球上生活着的人中有数亿人的遗传编码都是有错误的。这些错误大多发生在几代以前，许多携带这些错误遗传编码的人甚至并不知道，因为他们是杂合子携带者。而那些遭受遗传疾病痛苦的人，就是两个不知情的携带者结合的产物。

也有一些遗传性疾病是由显性突变引起的，而不是由隐性突变引起的。这意味着，不必从父母双方那里各继承一个不好的基因，只要有来自父母任意一方的突变就足以引发疾病。这些基因突变非常罕见，因为显而易见，它们从未被隐藏。针对显性遗传疾病突变的选择压力通常是迅速且不可原谅的。然而，其中一些突变却仍然被世代相传，正如它们引发的遗传疾病一样，例如马方综合征、家族性高胆固醇血症、神经纤维瘤病 1 型，以及软骨发育不全（即最常见的侏儒症）。这些病症通常是从父母那里遗传来的，但是当突变发生在没有家族史的个体中（实际上经常发生）时，该个体的后代也有 50% 的概率会患病。因此，令人遗憾的是，遗传疾病无论是在偶发突变的人的血统中，还是在从父母一方遗传该病的人的血统中，都一样持久。

其中最著名的显性遗传疾病是亨廷顿病，这是一种极为残忍的疾病。患者在 40 岁之前通常不会出现任何症状，大都是在 40 岁出头到 50 岁末时发病。在疾病发作之后，患者将遭受中枢神经系统的缓慢恶化，最开始是肌肉无力和协调性差，逐渐会发展为记忆丧失、情绪和行为改变、高级认知功能丧失、瘫痪、植物人状态，最终昏迷直至死亡。亨廷顿病的病情恶化非常缓慢，通常需要 5~10 年，目前还没有治愈甚至是能够减缓病情发展的治疗方法。病人及其亲属都无能为力，只能眼睁睁地看着生命慢慢走向尽头。

正如所有的遗传性疾病一样，亨廷顿病也是由基因组中的一种突变引发的。然而，如果一种遗传疾病能够持续存在而没有被自然选择消除，那么一定是有原因的，正如我们在镰状细胞病中所看到的那样。在像亨廷顿病这样的显性遗传疾病中，没有携带者，只有患者。在西欧和北欧，大约每一万人中就有一人患有显性且致命的亨廷顿基因突变（斯堪的纳维亚半岛和不列颠群岛的发病率最高）。这听起来可能并不多，但仅在这些地区就有多达几十万人患病。虽然亚洲人口中亨廷顿基因突变的百分比远低于欧洲，但考虑到亚洲庞大的人口数量，受这种疾病影响的总人数要比欧洲的多得多。这就引出了一个问题：既然亨廷顿病如此致命，那么它为什么会这样常见呢？

答案几乎和亨廷顿病本身一样残酷。当亨廷顿病发作的时候，患者已经过了生育年龄，因此可能已经将致病基因遗传给了后代。与其说是他们在死去的时候携带着致病基因的等位基因，不如说是患者们将致病基因的等位基因作为残忍的基因遗产留给了后代。

直到 19 世纪下旬，亨廷顿病背后的遗传学规律才被发现。在此之前，没有人知道它被一代一代传递下去的方式竟是如此简单。虽然现在看来很清楚，但是因为在两三个世纪之前，大多数人不到 40 岁就死去了，所以这一事实令亨廷顿病的本质被部分掩盖了。这种疾病在一个家族谱系中难以像现在这样被清晰地追踪，因为许多人在不到 40 岁的时候就已经因为其他各种灾难和疾病去世了。此外，在更早的时期，女性和男性都比现在发达国家的人们更早地开始生育。当某人确实活到 40 岁时，他或她很可能已经是年迈的祖父祖母，像亨廷顿病这样的疾病发病缓慢，早期症状不明显，常常被误认为是痴呆或者只是年老了而已。

由于发病较晚，所以亨廷顿病根本无法通过自然选择来消除。自然选择的力量只能对直接或间接影响生殖或存活的遗传性状起作用，即通过生育来消除不利因素而使下一代能够存活。除此之外，无法改变一个人的基因已经遗传到下一代基因库中的事实。像亨廷顿病这样的疾病并不会影响一个人成功生育后代的数量，所以它在很大程度上是自然选择的盲点。

遗传性疾病在人类疾病中非常普遍，通常都是致命的或者使人虚弱的。大多数经遗传而得，但不管它们是世代遗传还是散发性突变的结果，都归因于我们 DNA 蓝图中的错误：染色体断裂、DNA 突变，以及基因被破坏。进化有时无力阻止它。

好像这样还不够糟糕，人类基因组还必须忍受另一种攻击：病毒。

病毒垃圾场

正如人类基因组中充满了毫无意义的假基因和有害的疾

病基因一样，它也包含着既往病毒感染留下的残余物。虽然这或许看起来很奇怪，但是这些病毒尸体其实很普遍，就占据你身体 DNA 字母的百分比而言，病毒 DNA 要比你的基因还多。

由于一种被称为逆转录病毒的病毒家族的存在，你所有的细胞中都含有远古病毒的 DNA。在感染动物细胞的所有病毒种类中，逆转录病毒可能是最凶猛的。逆转录病毒的生命周期包括了一个将其遗传物质实际插入宿主细胞基因组的步骤，就像纯 DNA 中的寄生虫一样。一旦藏身于遗传物质之中，它就等待着完美的侵袭时机——而当它成功实现侵袭时，其结果可能是灾难性的。

HIV 是最为人们所熟知的逆转录病毒。当 HIV 进入人类 T 细胞时，HIV 病毒由 RNA（另一个与 DNA 密切相关的遗传密码分子）和 RT（逆转录酶）组成的少量基因构成。当 HIV 病毒解体并开始感染时，逆转录酶将制作病毒 RNA 的 DNA 复制品。这个 DNA 复制品随后在一些毫无防备的染色体上嵌入宿主细胞的 DNA。一旦整合成功，它就处于潜伏状态，完美地隐藏在宿主细胞的 As、Cs、G 和 Ts 的无尽长链中。它可以随意释出或回到细胞中。当它释出时，它将处于病毒攻击的活跃期；当它回到细胞中时，病毒则处于休眠状态。所以，人类免疫缺陷病毒携带者在发病期间可能会出现非常严重的症状，但之后紧跟着的又是一段相对健康的时期。

这就是 HIV 至今仍然无法被治愈的原因：它存在于 DNA 中。目前还没有一种方法能在不杀死宿主细胞的前提下杀死病毒。我们不可能杀死所有的 T 细胞，因为那样的话，我们的免疫系统将无法正常运行。我们能够看到，在目前治疗 HIV 的众多方法中，比较成功的疗法的目标并非要杀死病毒，而仅仅是让病毒在患者的余生中一直处于休眠状态。

当然，从遗传学的角度来说，人类免疫缺陷病毒不会从父母那里遗传给孩子。（尽管在分娩期间或怀孕期间，母子之间可能会发生交叉感染。）它没有被遗传的原因是该病毒只感染 T 细胞，而 T 细胞在父母将基因传给孩子的过程中不起任何作用。只有精子和卵子起作用。然而，如果逆转录病毒侵染了一个能产生精子或卵子的细胞，那么孩子就会从父亲或母亲那里继承病毒基因组。他 / 她出生时体内的每个细胞中都将隐藏着一种病毒，就像数以万亿计的小特洛伊木马等待着将恶意内容植入毫无戒心的宿主身上一样。他 / 她的父母只在产生精子或卵子的细胞中有这种病毒，而对他 / 她而言则是到处都有！

这种遗传的病毒 DNA 不需要为了传播而产生活动性感染。事实上，它根本不需要产生任何实际的病毒。病毒的基因组一旦进入核心 DNA，无论如何都将会被传递。对于病毒来说，这是绝对的胜利，它不需要做任何其他工作就能实现传播。

这正是人类历史上发生过无数次的事情，由此产生的病毒尸体仍然与我们同在。谢天谢地，经过时间的洗礼，它们已经发生了严重的突变，以至于它们现在几乎不会让人类感染。（我们在后文会看到，即使是已经死亡的病毒DNA，也会对人类造成伤害。）

在你身体的每个细胞中，大约有8%的DNA是由过去病毒感染的残余物组合而成的，总共约有近10万个病毒尸体。人类与鸟类、爬行动物等"远房亲戚"拥有一些相同的病毒尸体，这意味着最初造成这些尸体的病毒感染发生在数亿年前，从那时起，这些病毒基因组就一直在悄无声息且毫无意义地传递。

的确，这些病毒尸体中的大部分都没有任何作用，即使身体每天都会尽职尽责地将每一个病毒尸体复制数亿次。好消息是，我们体内所有的，或者说几乎所有的寄生病毒基因组都已经平静下来，达到真正像"尸体"一样的状态，不会在细胞中做任何对我们不利的事，比如，将活性病毒释放到我们的细胞中。（这部"科幻惊悚片"的前提是：一个邪恶的天才发现了开启潜藏在我们DNA中的古老潜伏病毒的方法。然后我们的身体很可能就在一瞬间自我毁灭。）

然而，虽然它们大多处于休眠状态，但这些遗传性的病毒确实有血淋淋的过去——个别病毒偶尔也会影响现在的人类。多年来，由于它们破坏其他基因的倾向，它们已经杀死了无数个体。逆转录病毒基因组可以跳来跳去，并随机插入染色体，就像瓷器店里出现的一头蛮牛会造成各种损坏，因为它们即使不能再制造病毒，但仍然保留着它们插入和弹出的能力，如果它们闯入了一个重要的基因，那么它们也会造成很大的伤害。这似乎并不奇怪，我们自己的 DNA 片段也可以在基因组中跳来跳去。

跳跃的 DNA

最后要介绍的这类 DNA 或许是最令人困惑的，当然也是数量最大且毫无意义的。我们称之为转位因子（TEs），它们是潜伏在基因组中高度重复的 DNA 区域。转位因子不是基因，它们是染色体片段，能够跳跃和移动，在细胞分裂的过程中变换位置，与上面讨论的逆转录病毒基因组没有什么不同。

如果你现在听起来感觉很奇怪，那么请想象一下，在 1953 年，芭芭拉·麦克林托克（Barbara McClintock）第一次提出转位因子的时候，在世人看来会是多么荒谬。她发现只有她的理论能解释玉米叶片上的遗传性彩色条纹这一奇怪的遗传现象。科学界对此完全不相信，并且几乎不假思索地驳回了她的假设，但是不管怎样都没能阻止她继续努力，她依然孜孜不倦地去完善和推进她的理论，并通过数百次玉米植株的艰苦试验进行检验。在她首次提出转位因子存在的20多年后，转位因子又被发现存在于细菌之中，这一次的发现者是更为"传统"的研究小组。（我在这里用了具有讽刺意味的引号，意思是这些研究小组是"由男人领导"的。）这迫使科学界重新审视麦克林托克的工作并承认她是对的。1983，她被授予科学界的最高荣誉——诺贝尔奖。

有一类特别的转位因子被称为 Alu，它能够清楚地解释人类基因组中这些奇怪的因子——这些"跳动"的 DNA 片段——是如何形成的。我们对 Alu 非常了解，因为它是人类和其他灵长类动物基因组中含量最丰富的转位因子。人类基因组中有 100 万个 Alu 的复制基因。这些复制基因散布于人体各处，在每一个染色体上，位于基因内或基因之间——到处都是。它们是如何进入人类基因组的呢？这个故事令人难以置信，简直就是个奇迹。

一亿多年前[3]，在地球上的生物基因组中，有一个叫作 7SL 的基因发生了一些奇怪的事情。今天，从细菌到真菌，再到人类，每个生物体中的每一个活细胞内都有 7SL 序列，它能够帮助细胞构建蛋白质。然而，在一些古代哺乳动物的精子或卵细胞中，发生了一个分子层面的错误。一个 7SL 和一个 RNA 分子从头到尾融合在了一起。巧合的是，逆转录病毒感染正在破坏同一细胞，其中一个病毒无意中抓住了这个畸形的双 7SLRNA 分子，并开始制作它的 DNA 复制品。这些 DNA 复制品之后又被插回到不知名的哺乳动物的细胞基因组中，产生了 7SL 的多个复制品：一个正常序列（我们现在仍然拥有）和许多融合的复制品。细胞并没有意识到这些异常，而是像转录正常的基因一样，将这些融合的 7SL 基因转录到 RNA 中。逆转录病毒再次捕获这些 RNA 产物并制作它们的 DNA 复制品，这些复制品中的一些又插入基因组，于是这个循环一次又一次地重复着，每一次循环的数量都在以指数级上升。我们不知道这些细胞和病毒最初产生的 7SL 融合序列因子到底有多少，成千上万肯定是有的，现在我们统一称它们为 Alu。

在纯粹偶然的情况下，由含有 7SL 融合序列的精子或卵细胞产生的后代成为一整群哺乳动物的祖先，这群哺乳动物被称为灵长总目，包括所有啮齿动物、兔形目，以及灵长动物。我们知道这一点，是因为所有这些动物都含有数十万个奇异的 Alu 的复制品，而其他种类的动物体内则没有。

你可能会认为这是一个大规模的分子事故—— 一次错误导致了成千上万个畸形基因复制品散布于生物体的基因组中——会对发生这种事故的动物产生非常严重的负面影响。然而事实上，灵长总目仍完好地活到现在，这意味着这个分子事故并没有产生严重的负面影响，至少没有立即产生什么影响。这些复制品和插入物中的大部分在进入 DNA 片段时都是无害的，即使有也是微乎其微的，根本不重要。这个最初发生变化的生物体将 Alu 序列遗传给它的后代，并且最终永远地存在于那个古代物种及其所有的后代中。从那时起，Alu 就开始失去控制，持续不断地复制、传播、突变、插入自身、重新插入自身，并且在基因组中犯错误，磕磕绊绊地前行。这些错误中的大部分都是无害的，但偶尔也会造成严重破坏。

事实上，我们不必深入研究我们的进化过程，去识别 100 万个随机插入在闯入基因组时可能造成的危害。时至今日，由于"流氓"Alu 的插入造成的遗传损伤使人类更容易受到各种疾病的影响。例如，Alu 和其他转位因子造成的"断裂"等位基因，会导致血友病 A、血友病 B、家族性高胆固醇血症、重症综合性免疫缺陷、卟啉症和杜兴氏肌肉营养不良等病症。这些重要的基因被 Alu 撞上后，要么被完全摧毁，要么被严重损坏。Alu 或其他转位因子的破坏也造成了人类对 2 型糖尿病、神经纤维瘤病、阿尔茨海默病、乳腺癌、结肠癌、肺癌和骨癌的遗传易感性。遗传易感性意味着基因被削弱而不是被完全破坏。然而，在过去仅仅几代人中，这种基因损伤就已经夺去了数百万人的生命。

转位因子的存在似乎是进化的失败，毕竟自然选择不是应该能够消除这种有害的遗传物质吗？但是要记住的是，进化不仅仅在个体水平上起作用，而且在基因水平上，甚至在一小段非编码 DNA 片段水平上也起作用。没错，随机突变可能对个体不利，但它仍然通过自身复制的力量持续存在着。这是理查德·道金斯（Richard Dawkins）在《自私的基因》（*The Selfish Gene*）一书中所描述的伟大见解。如果少量的DNA，比如 Alu，能够促进自身的复制和增殖，那么它就会受到自然选择的青睐，不管它是否伤害了动物宿主，除非它对动物宿主造成了巨大伤害，以至于宿主在繁殖之前就死亡了，当然，这有时候也的确是会发生的。然而在 Alu 的例子中，这小段遗传编码已经证明了自己非常擅长复制，即使偶尔由于该因子对宿主的过度损伤而导致了宿主死亡，也不会影响它的存在。

如果我们把所有不同种类的 Alu 序列加起来——遍布于你的 DNA 的超过 100 万个复制品——这种特殊的分子寄生虫占据了人类基因组总量的 10% 以上。这就是 Alu。如果你把所有的转位因子加起来，它大约占人类基因组总量的45%。有将近一半的人类 DNA 是由自主复制、高度重复、危险跳跃、纯粹无意义的基因组成的，而我们的身体却在尽职尽责地复制它们，并维持它们在数十亿个细胞中的稳定。

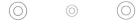

尾声：意外惊喜

正如你在本书中一次又一次看到的，有些缺陷是天生的。它们不是系统中的漏洞，（可以说）它们是特征。因此，我们每个人的 DNA 中都随时携带着，并且不断复制着 100 万个无用的 Alu 序列，这一事实虽然的确令人感到奇怪，但在这层意义上来说，这也是我们身体的固有特质。和其他一些已经成为特征的侥幸行为一样，Alu 也为我们带来了一些非常罕见且完全出乎意料的好处。

Alu 能为我们带来好处的原因正是它的突变倾向，虽然说这些突变几乎总是具有破坏性，但它们偶尔也会为 DNA 带来有益的改变。Alu 围绕基因组跳来跳去，提高了生物体的突变概率，甚至可以使染色体偶然断裂为两半。这听起来似乎很可怕，因为染色体突变和损伤对生物个体而言几乎总是有害的，但从长期来看，它实际上是有益的。这是因为具有高突变率的动物血统将更具适应性，所以从长远的角度来看具有更好的遗传可塑性（假设它们没有因为所有这些突变而灭绝）。

罕见的有益突变的出现可以戏剧性地改变进化过程，尽管这对于那些因遭受 Alu 引起的有害突变而死去的个体来说是无用的安慰。但是我们必须从长远的角度来看待这个问题并感激它的出现，罕见的有益突变为自然选择提供了适应的原材料。最著名的例子就是使人类具有卓越的彩色视觉能力的突变。

大约 3 000 万年前，所有旧大陆猴和猿类（包括人类）祖先的基因组中被随机插入了 Alu，这使得其彩色视觉能力得到了提升。我们的视网膜中有一种被称为视锥细胞的结构，它专门用于检测特定波长的光——换句话说，就是颜色。这些视锥细胞内含有一种叫作视蛋白的蛋白质，这种蛋白质会对不同的颜色有反应。在 3 000 万年前，我们的祖先有两种不同的视蛋白，每种都对不同的颜色有反应。然后，基因复制产生了一个遗传的意外惊喜。

简单地说，一个正常围绕基因组跳来跳去的 Alu，突然进入了一条染色体，而这条染色体非常接近某个视蛋白基因。它进行了自我复制，然后又跳了出来，但是它在无意中也完整无缺地复制了视蛋白基因，并且带着这个复制基因到处旅行。当这个新近复制基因的 Alu 再次进入该基因组的另一个地方时，它也将视蛋白基因的复制基因带了进来。于是，这只幸运的"猴子"就从拥有两种视蛋白基因变成了拥有三种视蛋白基因。这就是所谓的基因复制。

基因复制是 Alu 的正常行为——这就是我们有那么多复制基因的原因——但不可思议的是，追随其后的视蛋白基因在这个过程中能够被完全复制并重新插入，这简直是个奇迹。起初，额外的基因将与被复制的基因完全相同。然而，一旦这个物种从拥有两种视蛋白基因变为了拥有三种，这三种基因就都将可以自由地突变和进化。经过突变和自然选择的精炼，这些古代猴子的视网膜里便会有三种类型的色觉视锥细胞，而不仅仅是原来的两种。所有这些猴子的后代，包括我们，都拥有三种不同类型的视锥细胞，这个特征被称为三色视觉。

三色视觉在动物中是一个值得自豪的特性，因为相比两种视锥细胞而言，拥有三种视锥细胞能够允许视网膜看到更广泛的颜色光谱范围。与狗、猫，以及我们的远亲新世界猴相比，猿类和旧大陆猴能够看见并欣赏颜色更丰富的调色板。这种增强的颜色识别能力使我们的祖先能够在雨林栖息地更好地生存。由于他们的 GULO 基因早在几百万年前就已经被破坏了，所以寻找水果对于这些猴子和猿类来说就变得非常重要，而拥有显著增强的颜色识别能力对于在茂密的森林中寻找成熟的水果而言更是大有帮助。这真是让人意想不到：一个漫游的 Alu 引起的突变竟然成就了我们卓越的视力。

从视蛋白基因的复制到三色视觉的产生，这一系列事件本来是极不可能发生的，但这就是进化。疯狂的事情就这么发生了。虽然大部分情况都是不好的——可一旦是好的，那就真的很好。

第四章

贫育之人

同为动物，为什么人类不能轻易分辨
女性何时排卵、何时才是最佳的怀孕时间；
为什么人类的精子细胞偏偏不能向左转；
为什么人类在灵长目中的生育率最低，而
婴儿和母亲的死亡率最高；为什么巨大的
颅骨会迫使我们早产；为什么……

物种的繁殖力必须非常强大，这是促成进化的先决条件，可能也是最重要的条件之一。

在自然界生存注定是一场永无休止的争斗。大多数动物都不会存活到传宗接代的时候，除了我们（多亏了现代医学的发展）。达尔文早就洞悉此理，他发现，所有生物似乎都在大量繁殖，而且从未停歇，但其种群数量依然不增不减。这说明生命的艰难让多数挑战者败下了阵。

多生育幼崽是物种生存、竞争的唯一途径。一些动物的产崽数量虽然寥寥无几，但它们能把后代照顾得井井有条；有些则生育大量后代，但对子女根本不理不睬。对于整个物种而言，多生育虽然并非关键目标，但这却是个体生命的关键目标。所有生物都有繁殖更多个体的本能，这是物种生存的不二法门。

当然，包括人类在内的生物有时并没有真的从这些角度来考虑。我们希望后代能存活下来，是因为一种为人父母的渴望，这种渴望如此根深蒂固，并非有意识地为了让后代传承自己的基因，但事实依旧——我们对传递基因这件事始终念念不忘。

要确保基因的传承，只有一个办法：至少有一两个后代存活下来，待它们茁壮成长并育有儿女，基因就能生生不息。但捕猎者和同族竞争者对幼崽虎视眈眈，它们即便能逃过此劫，也走不出因疾病感染而亡的命运，因此多数后代都无法顺利成活。自然选择的强大压力给予所有动物同样强大的繁殖动力。

因为人类成功地战胜了地球上的其他动物，让你误以为我们也对生育了如指掌。然而，人类繁殖的效率并不高，甚至可以说非常低下，这让我们成为动物界效率最低的繁殖者之一。因为整个生殖过程——从精子和卵子的产生到幼儿的存活，差三错四、漏洞百出。我说人类繁殖效率低下，是因为任何一对雌雄哺乳动物生育的后代数量都能超越人类，某些哺乳类动物还能做到子女成群。一对生育力旺盛的猫能在区区一两年内产下数百只猫崽。但一男一女几年内也许只能生育一胎。没错，人类怀胎及胎儿发育成熟需时更长，但这并不是唯一的局限，接下来，本章将会为你一一揭示。

人类与其他哺乳动物（包括我们的近亲）的生殖能力相差甚远。奇怪的是，鲜有人对此做出解释。人类在生育上困难重重，我们了解到的只是冰山一角，不明所以的还有很多——人类的生育充满了问题。

很难相信覆盖全球的 70 亿人口，在生育方面却如此不济。但换个角度来看，这个缺点让人类这个令人称奇的进化成功的物种更加不凡。

不孕的爱神木

可能有人不禁要把人类生育的低效归咎于生理结构，

比如，人类的大脑需要被大颅骨包裹，这会让分娩中的母亲和婴儿两者都陷入危险。但事情没那么简单。从精子、卵子的产生到婴儿的存活，生育的全过程处处存在问题，凸显了人类生殖系统的各种设计缺陷。在系统的每一个部分，人类在生物学上的缺陷比我们所知的任何哺乳动物的都多。就此方面而言，我们确实有严重的问题。

你可以认为生育低效现象是因为适应环境，是应某种目的而出现的，比如控制人口增长。我在后续将会提到这种可能性，但要留意，如果这个例子成了现实，那该是多么可怕的妥协！同样是控制种群数量，其他动物却能完成得更为完美。例如，助狼（helper wolves）会放弃生育自己的后代，转而照看同族的子嗣，但它们的生殖系统没有半点儿毛病，身体也没有任何不妥。在狼群中，一些狼会选择不繁殖，如果族群中的头狼（alpha wolf）不幸死去或在斗争中败下阵来，不繁殖的选择就可以被撤销。

然而人类却不能如此。对许多人而言，不育之事不由人，若非医学进步，不孕不育往往不可逆转，况且近些年的势头越发明显。人类除了在生物学上与其他动物相比显得不协调外，也无法像助狼、工蜂、雄蚁等动物牺牲自己的繁殖机会来成全群体利益。患上不育症的人已经备受痛苦与挫败感的打击，要他们舍己为人不免更为残忍。当下不孕不育者数以百万计，这个令人咋舌的比例或将长期存在，或将永不可逆。

　　我们往往认为不育症只会在血亲群体中蔓延，通常并没有表现出种群内部传播或影响其他生物的倾向，但事实却更为惊人——你不妨花点儿时间去消化一下这个颇具讽刺性的事实。工蜂和助狼很清楚它们的定位，也清楚因此要舍弃繁殖的结果，自然界中的所有同类型生物无不如此。相比之下，人类在怀孕前却从未担心过生育的问题。

　　我们都知道人无法生育的原因各异，对原因的估计，以及对无法生育的定义随地区的变化而变化，但绝大部分研究报告称，有 7%~12% 的备孕夫妇长期面临着不孕的难题。生育问题在女性和男性中平分秋色，大约在 25% 的不孕事件中，配偶双方都有生育方面的问题。

　　很多不孕患者深知，生育问题对心理健康有着独特而不成比例的影响。在众多病痛中，有数百种病痛带给身体的只是虚弱，不会引起太多的痛苦情绪。但谈及不能生孩子，仅仅是这一点就会直击许多人的灵魂深处。大多数人都想生育，尽管最冷酷无情的人也不会将不孕归咎于患者自身的条件，但当不孕的事实摆在眼前时，失落感会刺入骨髓，碾碎他们的自信。

　　假如把与不孕相关的一切污名和耻辱都算上，我们在人生中的某个时间点都算得上不孕。当然，我说的是人类性成熟之前的不孕阶段，一个你也许不觉得是不育期的生理休眠期，但在物种繁殖层面，这个阶段的结果倒是和成年人在生育期不孕的结果非常类似。

与大多数哺乳动物相比，甚至与近亲黑猩猩相比，人类发育得很晚。人类的发育平均比黑猩猩晚 2~3 年，比倭黑猩猩和大猩猩晚 4~5 年。当然，这些数据背后有着充分的理由。进化使人类婴儿的头部变大，因此女性的骨盆也要随之扩大，才能在分娩时适应如此硕大的头颅。所以身材矮小的女性在分娩时死亡的可能性极高（稍后会做详述）。这无法解释为什么男性的青春期来得晚，甚至比女性的青春期来得更晚，但就物种的繁殖能力来说，这基本上没有什么影响。即便有很多或大多数男性碰巧不育，男性以及精子二者也从来不是物种繁殖的限制因素。

较之其他灵长类动物，人类女性青春期来得晚才是导致生育低效的原因。这是因为延迟生育会让女性在繁衍后代之前死亡的概率增加。毕竟在野外生存，突发和悲惨的死亡时有发生，现代的人类如此，石器时代和现代早期的人类亦然。也就是说，如果女性没有生育，她死后不会留下任何后代的概率就会逐年增加。虽然这在今天并没有什么大不了，但这种状况本身会对我们物种的存在构成严重的威胁。在现代医学面世之前，人类的死亡率非常高，寿命远没有今天长。人类有史以来，许多人英年早逝，因此也无儿无女。

所以性成熟年龄是生殖能力的第一个限制因素，不仅人类，放眼所有物种无不如此。例如，国家在考虑最需要将哪些受威胁或濒危物种纳入监管保护的范围时，性成熟年龄就是关键因素之一。蓝鳍金枪鱼亟须保护，既因为过去数十年的过度捕捞让它们数量大减，也因为雌性直到 20 岁才性成熟。也就是说，受过度捕捞影响数量锐减的鱼群将要经历一段漫长的时期才能恢复。

即便发育的时间有所延长，在性成熟后，人类自身也往往难以形成优质的基因传递的重要载体：精子或卵子。

我们先来看看男性。2002 年美国疾病预防控制中心的一项研究发现，全美 45 岁以下的男性中约有 7.5% 的人去过不育科求医。大部分人的诊断结果为"正常"，亦即没有发现明显的生殖问题，但检测数据显示，约有 20% 的精子或精液的质量不合标准，这意味着通过传统方式进行生育已经不太可能，甚至根本不可行。

在正常情况下，精子这群游泳小将能力超群。它们虽然是人体里最细小的细胞，但在速度上是其他细胞难以企及的。精子进入阴道后，必须游过 17.5 厘米才能与卵子相遇。精子细胞长度仅有 5 微米左右，17.5 厘米无疑是一段漫长的路程，足足是它体长的 35 000 多倍。相当于一个人跑 50 多千米的路。更令人称奇的是，精子能够以每秒约 1.4 毫米的速度游动，相当于人类以每小时 40 千米的速度奔跑，在如此高速的情况下，人类能在 45 分钟左右跑完 30 千米。

想想世界上跑得最快的尤塞恩·博尔特（Usain Bolt），他每次只能以这个速度跑出几百米，精子的这场壮举简直让人啧啧称奇。

然而，精子从阴道到输卵管这段距离需时超过45分钟。因为它们浪费了大量时间在漫无目的地游来游去。

告诉你一则趣闻：人类的精子细胞不能向左转。因为精子游动时不会来回挥动、左右摇摆那条鞭状的鞭毛，而是螺旋前进的，就像你用食指在空中反复画圈一样。大多数精子以顺时针方向挥动鞭毛，这种旋转为它们提供向前的动力，同时不断向右推进，形成圈状，最终精子就在这个越画越大的圈中不停地游动。也就是说，它们可能需要3天的时间才能接触到输卵管中等待受精的卵子。进入阴道的精子只有很少可以接近卵子，所以男性需要产生大量精子才能达成目标，大约2亿颗精子中只有一颗能顺利地与卵细胞结合受精。

精子数量少是男性最常见的生育问题。大约有1%~2%的男性有此症状，他们每次射精仅产生1亿颗（或更少）精子。由于射精量的变化幅度很大，精子数目通常以精子/毫升为单位来衡量。对于达到何种水平才算是健康的精子，医学专家们各抒己见，一般认为，高精子数量即平均每毫升精液的精子数量约为2 500万颗。少于1 500万颗即为低精子数，少于500万颗则可认定为数量非常低。精子数量处

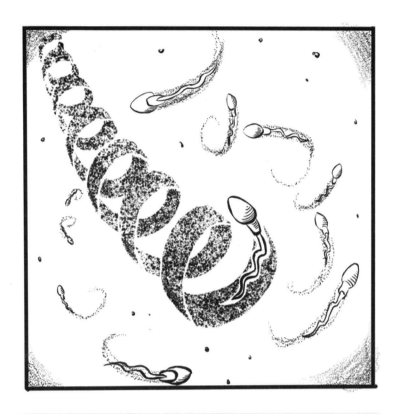

图14 精子细胞的运动方式为螺旋式，整体轨迹呈顺时针旋转，精子在其中随机游动。因此，精子细胞要经过漫漫长路，为的只是到达实际上相距咫尺的输卵管

于极低水平的男性不太可能通过正常途径备孕。激素或生理结构异常有可能导致精子数量过低，通过药物调节、改善生活或饮食方式可以使精子量恢复到健康水平。在绝大多数情况下，改变饮食和生活方式以适度增加精子数量才

是最佳疗法。

数量少并非男性精子的唯一问题,低活动性(即游得慢)、形态异常(即变形)或者低活力(即大部分精子已死亡)也是不容轻视的问题。如果精液的酸碱值、黏度或液化时间出现异常,也会增加受孕的难度。总而言之,男性生殖的方方面面都有缺陷。

女性在卵子的产生和排放方面也受到类似问题的困扰。女性的生殖系统远比男性的精密,所以更容易出现并发症。大部分并发症发生在子宫中,因此削弱了女性维持妊娠的能力,而部分女性从一开始就难以排出健康的卵子。

大约 25% 的女性生育问题主要源于无法排出健康的卵子。在大部分情况中,我们并不知道其原因。现在普遍认为罪魁祸首是一些遗传和激素综合征。幸好现代科学成功矫正了女性的生殖周期。许多女性饱受激素紊乱的困扰,但通过准确、定期的激素注射也可以诱导排卵。激素疗法行之有效,以至于女性每次排卵数量都不止一个,直接导致欧洲和北美的异卵双胞胎比例明显增加。然而,有意为人父母的夫妇即使能够产生优质的精子,排出健康的卵子,也无法保证他们能够成功怀孕。第一,必须小心安排受精活动,与女性排卵期保持一致,否则受孕就不会成功。女性月经周期一般为 28 天,理想状况下的受孕期只有 3 天,因此排卵后的 24~36 小时是卵子受精的黄金时机。换言之,夫妇双方在生育上完全没有问题，但要女方怀上孕还是要尝试好几个月。

第二，要想抓住良机也不容易，当前最大的障碍是人类排卵的隐蔽性。男女双方都不确定它到底何时发生。反观其他所有雌性哺乳动物，包括雌性猿类在内，情况与人类形成鲜明对比。处于发情期育龄阶段的雌性会大摇大摆地将这一情况展现出来。诚然，动物除了在育龄阶段，其余时间的性生活都非常丰富，说明性除了生殖，还有林林总总的功能，比如可以巩固配偶之间的情感。然而，一旦性的目标变成繁衍后代，确定最合适的受孕时间当然是有利之选。

为何隐蔽排卵为智人所独有？其隐蔽性也许出于适应环境的需要。如果一个男人不能确定一个女人何时排卵，就无法确定所生的孩子是他的骨肉，除非他只和一个女人在一起。如果排卵显而易见，男性首领就会和每个排卵的女性发生性关系，意在将他的基因广泛传播，但他绝不会为照顾后代费心费力。因此，隐蔽排卵行为让人类得以形成更持久的配对关系，并使父系增加对后代的投入。但是现在，隐蔽排卵这个源于我们自身的特性偏偏也是个毛病，这让人类生育的效率大幅降低。其他动物都清楚地知道什么时候是发情周期的育龄阶段，但人类必须靠猜。

大多数哺乳动物受孕的成功率很高，雌性在性交之后就能自然进入妊娠周期，即便没有真正怀孕。以兔子和老鼠为实验对象，将切除了输精管的雄性与雌性交配，雌性的子宫在之后的日子里将会进入培养幼崽的准备阶段，这种情形被称为假妊娠。这些动物的有性生殖如此成功，以至于雌性在发情期的任何时候发生性行为，身体都会以为怀上了孕。

如果女性在育龄期的每次性行为后都能怀孕，人类就会像兔子那样儿孙满地。即使卵子和精子都健康无恙，精子能顺利到达卵子并使其受精，仍然无法以此断定受孕成功。事实上，生殖过程中最容易出错的许多步骤都发生在受孕之后。

美国妇产科学院的统计表明，在所有经确认的妊娠中，有10%~25%在孕早期（13周）因为自然流产（小产）而终结。但我们严重低估了这个结果，因为它只有妊娠流产的数据。通过研究体外受精现象，我们了解到，原来染色体错误和其他遗传问题一样常见到令人震惊，它们足以在妊娠发生前危及未来的妊娠。胚胎学家估计，即便在精子和卵子都正常的情况下，所有受孕事件中也会有三四成机会导致胚胎无法附着在子宫壁上，或者在胚胎形成之后不久自然流产。

孕后期流产虽然不像早期流产那样普遍，但也一再困扰着人类。一般怀孕女性都能顺利熬过13周，但有3%~4%的女性会在20周前流产。超过20周就会死产（胎死腹中），发生这种情况的机会不超过1%。总共有一半的受精卵（精子和卵子的单细胞结合体）坚持不了几天或几周。参天的橡树年复一年地把成千上万的种子撒落大地，拼命尝试繁衍后代，最终只有一两株小树苗成活。但老实说，我有时怀疑人类的生育效率能否高于橡树。

人类在生育方面最不寻常的事实就是高达 85% 的流产事件都是由染色体异常引起的。所谓异常，即刚形成的胚胎出现了染色体增多、缺失或严重破损的问题。我们通过计算就会发现，每当人类的精子和卵子结合时，所产生的胚胎最终只有 2/3 的概率能够保留完整的染色体，还有 15% 会因为如脊柱裂和脑积水这样的先天性疾病而造成流产。

当然，染色体异常和其他先天性缺陷只有在女性怀孕后才出现。但有时还没等来这些问题，无法怀孕的毛病就已经够让人头疼的了。即使健康的精子在正确的地方和时间找到了健康的卵子，染色体构成无误，且产生的受精卵没有任何增生或缺失，这一切看似顺利，但也有可能根本不会成功怀孕，对此我们也不明所以。这种情况被称为受精卵着床失败，而且发生频率高得惊人。发育中的胚胎从子宫壁上脱落，最终因缺乏营养而死亡。

胚胎即便顺利着床，有时身体也会不受控制地开始月经周期。那么胚胎遭遇的第一关就以失败告终了：无法阻止准妈妈的子宫内膜（位于子宫内部的一层薄膜，是胚胎生活和成长的基质）脱落。胚胎从着床与下一次月经来临相距大约

10 天，所以它们往往会分泌人绒毛膜促性腺激素（HCG），以保护子宫内膜并延缓月经，胚胎得以继续生长，不被月经冲掉。但许多胚胎根本不能分泌足够的人绒毛膜促性腺激素来阻止定期光临的月经，那些完全健康且还在成长的胚胎会因此无缘无故地淹没在母亲的经血中。

那些无法着床或无法挡住月经的健康受精卵占了总数的多少，我们无法确定，保守估计有 15%（在此之前，有 1/3 的受精卵无法成长，我们都清楚其缘由）。对于某些因不明原因无法生育的夫妇，其实他们的受精卵可能没有问题，只是胚胎未能在子宫着床而已。

这些生殖系统的缺陷让备孕的夫妇不禁陷入懊恼和痛苦之中。它们全都是缺陷，而不是特点；一个完全健康的胚胎也会自然流产，看似健康的生殖器官也会不育，要这两者来成功孕育毫无道理。

夫妻在尝试怀孕以及维持健康妊娠的过程中要面临各种挑战，这样看来，任何能顺利度过怀孕期的人都非常令人惊奇。对那些度过这段时期的人，还有最后一重危险等着他们。

向生而死

胚胎如果足够幸运，就能让染色体达到合适的数量，并成功在子宫着床，还能在整个怀孕过程中正常发育，如此一来就必须清除最后的生育障碍：分娩。幸好现代医学的进步大大降低了这个过程的风险，但别误会了：在人类历史上，分娩向来是危险的尝试，很多婴儿不幸夭折，（到目前为止）母亲们的生命更是岌岌可危。

至今全球范围内都没有关于分娩期间婴儿夭折的比率数据。有一个名为婴儿死亡率的数据可供参考，这个数据一般指婴儿出生后未满一周岁死亡的比率——母亲生产和孩子第一个生日之间发生的各种情况。

截至 2014 年[1]，除了一个主要发达国家，其他发达国家的婴儿死亡率均低于 0.5%。这个唯一的例外就是美国，其婴儿死亡率为 0.58%，甚至高于古巴、克罗地亚和新喀里多尼亚。（这在很大程度上源于美国医生的两种做法：一是频繁的医疗性引产，即人为加快分娩这个自然过程；二是滥用剖宫产术。美国为何频频实施剖宫产术？答案只有一个：律师。医生担心一旦需要进行剖宫产术但未予以实施，就有可能被一纸诉状送上法庭。更为可悲的是，这类创伤性的腹部手术往往会引发许多致命的并发症。）相比之下，日本的婴儿死亡率为 0.20%，摩纳哥的婴儿死亡率仅为 0.18%。

这些是相对较低的风险，但分娩仍旧是我们生命历程中最危险的时刻之一。在医疗手段仍然十分落后的地区，婴儿死亡率居高不下，这证明人类生殖系统根本不够完美。联合国曾统计，目前阿富汗的婴儿死亡率高达 11.5%，马里也有 10.2%。

这两个国家有 1/10 的婴儿无法活过一年，这对于生活在发达国家的人而言未免太骇人了。非洲和南亚有 30 多个国家的婴儿死亡率高达 5%。

如果回看过去，即使在最富裕的国家也会出现比今天更高的婴儿死亡率。在 1955 年的美国，超过 3% 的婴儿活不过一岁。这个比例是今天的美国的 6 倍！贫穷的国家更是惨不忍睹。在 1955 年，有几十个国家的婴儿死亡率超过 15%，其中几个国家的婴儿死亡率甚至超过 20%！

我的母亲育有 5 个孩子，她在 20 世纪 60 年代中期生下了第一胎。如果她 10 年前住在尼泊尔或者也门，她的孩子们都不可能幸存下来（这不禁让我心生不安，因为我就是老五）。一想到这些高发的死亡事例并不是发生在久远的石器时代，恰恰就在我们的生活记忆当中，这种不安感就越发强烈。这么说来，史前时期的情况会有多糟糕！

人类经历的这种惨况，绝不代表其他灵长类动物或哺乳动物也有同样遭遇。在类人猿近亲中，发生染色体异常和受精卵着床失败的概率可能也很高，但流产、死产，以及分娩期间婴儿夭折等现象在其他动物，尤其在灵长类动物身上的确十分罕见。我们难以知晓野生动物的一岁婴儿死亡率，但据推断，类人猿约为 1%~2%，相比现代的美国人，它们的分娩风险高好几倍，但较之马里、阿富汗居民，或 20 世纪

50 年代以前的美国人却又低了几倍。要知道，现在我们说的可是野外的类人猿，出生在自然栖息地的动物往往比圈养的动物更具适应力。

换句话说，今天我们利用超声波、胎儿监护、抗生素、保温箱、呼吸机等技术，以及专家医生和助产士的经验技巧，才努力将人类婴儿的死亡率降低到与大多数物种的自然死亡率持平的程度。

人类与其他哺乳动物在分娩时体现出的步调不一致，部分原因在于人类的颅骨变大，而女性臀部相对狭窄，因此导致人类婴儿过早出生。即便人类的脑部如此巨大，需要更多时间和认知发育更成熟才能充分发挥其潜能，但人类的妊娠时间还是与黑猩猩和大猩猩类似。胎儿的头部还在发育的时候，女性骨盆的大小限制了其生长程度。如果头部长得过大，分娩时，婴儿的头就无法出来，这样母婴双方就都会死亡。折中之法是缩短妊娠期，但这样会导致早产，婴儿未发育完全就要出生了。

人类基本上都是早产儿。早产的特点是身体十分弱小。人类婴儿唯一能自己做的事就是吮吸，但连吮吸都无法做到的婴儿高达 5%。其他哺乳动物则不然。（除了有袋动物，它们的幼儿会在育儿袋中度过整个发育期，这明显犯规了。）牛、马和长颈鹿等哺乳动物幼崽自出生的一刻就要"脚踏实地"——名副其实的"脚踏实地"地奔跑。它们从母体中迸

黑猩猩

南方古猿阿法种
（"露西"）

人类

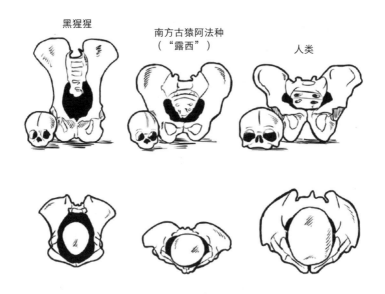

图15 （从左到右）分别是黑猩猩、南方古猿阿法种（著名的"露西"就是典型），以及现代人类女性（雌性）的骨盆和婴儿颅骨的相对尺寸。人类婴儿的大颅骨刚刚能匹配母亲的产道大小，这也就是婴儿和孕产妇死亡率高的原因之一，但此现象在其他猿类中很少见

出并挣脱的瞬间几乎立刻就能到处走动。在水中诞生的海豚和鲸鱼也会第一时间游到水面呼吸第一口空气，很少或根本没有痛苦挣扎。人类则需要一年多才能学会自己走路，他们还脆弱到抵御不了任何危险。

人类的婴儿弱不禁风，当中似乎总有一个原因能解答生育的难题——也许还能解释为何我们同为动物，在生孩子方面却如此不在行。事实上，人类的生育能力有无数瑕疵，与其他哺乳动物的繁殖状况形成鲜明对比，以至于生物学家们都在揣测：婴儿的脆弱也许其实是一种适应性反应。

这些专家认为需要放缓生育速度，这样父母在母亲再次怀孕之前可以有足够的时间陪伴和照顾孩子们。这种观点认为，人类的生育问题其实是一种福分，而非诅咒。它能降低怀孕频率，继而表明孩子将会长期获得父母独一无二的关爱，功成名就的机会更大。换句话说，人类的整体生育率低下可能是自然之道，这样就能让父母关爱弱小的婴儿，直到他（她）能独立（双关，亦意为"站立"）为止。

唯一的问题是，如果大自然希望人类的生育不要太频繁，那为何分娩要以痛苦不堪、耗心费力的死亡为代价，婴儿又为何会"抢跑"？特别是有另一种更轻松的办法：女性产后恢复并长时间延迟下一次生育的时间。这也是包括黑猩猩在内的许多动物都选择的恢复方法。大猩猩的平均生育间隔大约为 4 年（除非乳儿死亡，这期间母亲会立即进入发情期）。而黑猩猩的平均生育间隔超过 5 年，部分红猩猩甚至接近 8 年！[2] 这些类人猿的育儿方式主要是日复一日地照看，这样能抑制排卵和月经，从而形成合理的间隔时间。只要后代需要，婴儿和幼崽便可以随时随地得到父母的关爱。

但人类不会。人类不断地把后代从身边推向外面的世界，还希望他们成为人中龙凤。人类所有近亲物种的产后生育延期都比较长，我们猿类的祖先也可能一样。换句话说，我们是异类！纵观人类的进化史，我们已经看到女性的生育间隔有所缩短。但这并没有缓解婴儿无助的问题；进化还会把更多的婴儿扔到那些仍在努力给之前的孩子断奶的父母的手上，从而使情况变得更加复杂。

女性能快速回归生育期，这主要是因为人类部落的不断扩大，族群间担负起共同育儿的责任。孩子由各部落组成的大家族合作抚养，分担育儿负担，所以女性不再需要延迟下一次孕期。此外，早期人类的智力、沟通和合作能力逐步加强，使男性主导的狩猎采集活动更为高效，这样女性就能专心养育孩子。当然，认同这一说法的大多是男性。

上述说法难免被诟病为性别歧视，研究人员也不会轻易放弃这个科学假设——但是还有其他理由可以推翻它。我发现这种假设并不充分，它充其量只能解释生育间隔缩短的问题。可想而知，人类的整个生育过程都有问题。在过去的100万年里，如果人类的进步能使生育能力上升，那为何只有生育时间增加了，而其他方面却每况愈下？

我认为，女性在分娩后迅速再次怀孕，是隐蔽排卵的意外结果。因为男女双方都不知道女性何时受精，隐蔽而持续的排卵能吸引双方多次发生性行为，从而促进家庭的凝聚力和父亲对子女的投入。然而，频繁性交也会导致多次受孕。前文提到胎儿颅骨尺寸的增加会导致婴儿死亡率上升，证明这种幸福的意外是有效的。人类婴儿死亡频率远高于其他类人猿婴儿，所以更高的出生率可以弥补这一损失。

不管生育是如何进化的，也无论是什么力量设计了人类的生殖系统，缩短生育间隔和提高婴儿死亡率都是令人难以置信的糟糕计划。然而，我们不该为此惊讶，因为进化本来就没有计划。它既随机又粗糙，既模糊又无情。

致命的分娩

当然，分娩时要面对风险的不仅是婴儿，母亲也可能而且确实会因此付出生命的代价。不过，现代医学再一次有效地控制了这种风险，例如，在2008年的美国，每10万名活产婴儿中仅有24例产妇死亡事件。（让人震惊的是，在2004年，产妇死亡为20例，1984年只有9.1例，这在很大程度上是因为前述剖宫产术的滥用。）而在发展中国家，这个数字要高得多。在2010年的索马里，每10万个活产婴儿中竟有1 000名产妇死亡，占所有分娩死亡事件的1%。虽然发展中国家也有颇高的出生率，但那里的女性一生中因分娩死亡的风险率依然达到约1/16。大部分索马里人一生中都会有几位认识的女性死于分娩。

关于过去几个世纪的孕产妇死亡率一直存在着激烈的争议，更不用说在古典主义时期、史前时期，以及农业文明前的产妇死亡问题了。当前几个国家（包括索马里）的孕产妇死亡率居高不下，似乎1%~2%就是可能的最低值了。所以在过往（如今天的某些落后地区），分娩这件事极其危险。毫不夸张地说，人类存活至今，大部分的死亡主要是因为出生。而女性另一个最大的威胁就是分娩。

这一点也让人区别于其他动物。生活在野外的灵长类母亲在分娩时要比人类母亲更为安全，而且是在没有任何医疗辅助的情况下。在黑猩猩、倭黑猩猩和大猩猩等灵长类近亲中，从来没有听说过母亲会在分娩时死去。这纯粹是属于人类的风险。

臀位分娩对母亲而言也特别危险，这具体指婴儿出生时先露脚而不是先露头。进行臀位分娩当然可行，但难度要大得多。如果没有医疗辅助，在臀位分娩的过程中，母婴的死亡率会大幅上升。（虽然该比率的实际差别很大，但母亲在臀位分娩中所面临的死亡或伤害风险至少是正常分娩的 3 倍，婴儿则为 5 倍。今天，即使在产后护理和现代医药的帮助下，女性仍然要面对这种巨大的风险。）婴儿的大多数风险源于脐带，如果脐带收缩导致婴儿缺氧，婴儿伤亡的概率就会增加 9 倍。臀位分娩的产程非常长，会持续多个小时。因此，在这种情况下，医生几乎总会选择剖宫产。

传说首例剖宫产术是在恺撒大帝的母亲身上进行的，她在分娩时，人们发现婴儿就在臀位。虽然今天普遍认为这个传说不足为信，但剖宫产术在古代确实广为流传，臀位分娩在当时很可能会同时夺去母亲和婴儿的性命。在古印度、凯尔特、古中国和古罗马的神话中都可以找到人类或半神通过剖宫产术降生的故事。早在恺撒时代前，罗马法就有一项规定：一旦孕妇去世，必须对其进行剖宫产术以拯救胎儿（最初可能只是一项公共卫生政策，后来显然成了迷信，古罗马人认为未出生的婴儿如果在逝者的胎中死去，就会以骇人的形象复活。这让家人在哀悼的同时有了动力把逝去亲人的肚皮切开，以取出婴儿）。

古代医疗设施不全，人们尽管提心吊胆也要在女性的肚皮上划开一刀，这个事实足以说明臀位分娩的危险性。在卫生操作和消毒手术室尚未出现的时代，婴儿偶尔能够在臀位分娩中幸存下来，但母亲每次都会成为牺牲品。一切都因为人类缺陷百出的妊娠系统设计。

如果看到哺乳动物幼崽出生，你会发现原来这并不是什么大事。母牛在分娩时根本不知道它在分娩；雌性大猩猩在分娩时经常会继续进食或照顾其他幼崽。分娩的困难只是人类特有的，是颅骨加速变大，以及为了适应生理结构变化而进化失败的结果。

如果时间足够，自然选择肯定会竭尽所能调整这种缺陷。但现在通过自然适应来纠正生育问题的可能性几乎为零，因为医疗技术的干预已经解决了大部分的分娩问题，并且消除了其负面影响，大大减少了女性或孩子因分娩而死亡的情况。这是人类创造力超越人类自身局限的一次伟大胜利。科学再一次解开了自然的难题。大自然给了我们一个有缺陷的生殖系统，但在此期间，科学大幅缩短了进化过程，将人类就这样抛给了自然给予我们的有缺陷的生殖系统。

凡是谈及怀孕、分娩的致命风险，任何缺少异位妊娠（宫外孕）的讨论都是不完整的。学界将"异位"这个词定义为：某物的位置（或发生事件）与平常不同。异位妊娠几乎总是发生在输卵管处，即受精卵未在子宫着床，而是迁移到输卵管，这种情况极其危险。在现代医学面世之前，它往往是导致母亲死亡的凶手。

卵子从卵巢排出后，会穿过其中一根输卵管，最终到达子宫。但卵子与精子细胞不同，它没有鞭毛（鞭状的尾巴）驱动；与精子细胞不同，卵子被数百个颗粒细胞包围，形成一个被称为放射冠的保护层。这些细胞也没有鞭毛，结果卵子和卵泡细胞就在输卵管内缓缓地、漫无目的地漂流。它仿佛一堆捆在一起的救生筏，漂浮在茫茫的海洋上。尽管输卵管和子宫相距只有 10 厘米，卵子却需要花费一周以上的时间才能到达目的地。

相比之下，每个精子细胞依靠鞭状尾巴推进。卵子漂流得慢，而精子游得快，所以在输卵管中往往会发生受孕的情况。当一颗精子向卵子迅速游去时，这个刚被排出的卵子仍在输卵管中漫游。（事实上，如果卵子没有受精，它通常会在到达子宫之前就死亡，可见卵子速度之慢。）

　　受精后,受精卵就准备开始发育并产生一系列化学反应。受孕约 36 小时后，受精卵迅速反复分裂。单细胞受精卵分成两个细胞，再分裂为 4 个，4 个分裂为 8 个，8 个分裂为 16 个，如此反复，直到胚胎在 9~10 天内长成由 256 个细胞组成的空心球体。只有完成这一步，胚胎才开始进入子宫壁，并向宿主体发出阻停月经的信号。这时候，怀孕就开始了。如前所述，阻停月经是胚胎面临的第一个也是最大的挑战，但很多胚胎都无法办到，所以只能随经血流走。

　　10 天的时间应该足够让胚胎赶到子宫，但问题是胚胎跟卵子一样会漫无目的地游动。有时待到胚胎形成 256 个细胞的状态后，也不会从输卵管进入子宫。每每发生这种情况，胚胎就会像着床子宫一样着床于输卵管壁上。这就是异位妊娠。在怀孕的前 8 周，胚胎非常小，周围组织的简单扩散能为它们提供足够的营养和氧气。因此，在异位妊娠的早期阶段，胚胎和输卵管都不会发生任何异常。然而，随着胚胎不断成长，麻烦就来了。

　　输卵管根本不具备支持怀孕的要素，胚胎的突然出现仿佛寄生虫入侵。胚胎本身不会发现问题，还会继续积极地生长发育。此时妊娠已是定数，而且风险会日益加剧，但输卵管与子宫不同，它无法干净利落地中止这一过程。不断成长的胚胎会压迫输卵管壁，最终使其无法承受，女性这时候会第一次意识到事情不妥。持续增加的压力使孕妇越发痛苦，如果不求医，胚胎就会压破输卵管。剧痛和内出血会随之而来，这时必须进行紧急手术来修复受损组织并封住出血的血管，否则孕妇可能会因失血而亡。只因为自己的后代附着在不该去的地方，这一小差错便会夺去母亲的性命。

有一种异位妊娠更为罕见、更为奇怪，而且更加危险。那就是从卵巢中排出的卵子根本没有进入输卵管的情况。因为输卵管实际上并没有连接卵巢，其开口反而包围着卵巢，像一根大号的浇花水管套在一个小号的水龙头上，而且两者并非相互附着，有时一颗从卵巢排出的卵子进入的不是输卵管，而是腹腔的空隙里。

这种情况通常无关痛痒。卵子会在几天后死亡，并被腹膜吸收。腹膜是腹腔周围血管组织密布的一层薄壁，所以这不成问题。

然而，如果一颗卵子被排到腹腔内，同时精子在一天左右的时间内快速抵达腹腔，它可能会与这颗卵子相遇并使其受精。这种情况非常罕见，因为精子得游遍整个小腹以找到卵子的所在之处，而不是像通常一样，在狭小的输卵管里一直逗留。但这种情况也偶有发生。由此产生的胚胎完全没有意识到它离子宫有多远，不知不觉地开始成长、分裂，并进入它能在附近找到的任何组织——腹膜往往成为它的首选，偶尔它也会在大肠、小肠、肝脏或脾脏的表面着床。

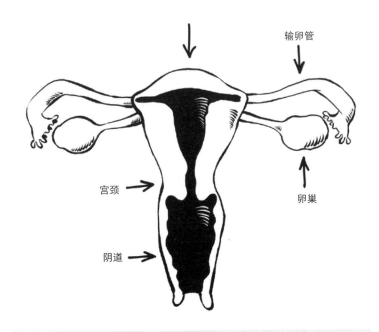

输卵管

卵巢

宫颈

阴道

图16 上图为人类女性生殖器官。因为卵巢没有与输卵管互相连接，所以不能确保排出的卵子一定能够进入子宫

腹腔妊娠会造成相当严重的后果。在发展中国家，孕妇有时会因腹腔妊娠而死。而在发达国家，这种症状能轻易用超声波识别出来，通过手术移除已经着床的胚胎，同时修复损伤组织及止血。在极少数病例中，着床腹腔的胚胎能在妊娠期间度过20周而没有夺去母体的性命。医生通过手术提早取出婴儿，虽然出现了严重的医疗及发育性并发症，但最

终得以幸存。这类婴儿往往被大众媒体称为"奇迹宝宝"，他们能存活下来，全赖强大而精湛的医疗技术干预，以及足够多的运气。

也许有一种现象生产的婴儿与异位生产的"奇迹宝宝"正好相反，名为石婴。在腹腔发育的胚胎偶尔会一直成长到妊娠中期才死亡，且出于某种原因没有伤害或杀死母体。此刻，胎儿的体积已经过大，不能被腹膜吸收，但显然也不能像流产或死产一样分娩，最终导致胚胎被困于母体内。孕妇的身体对胚胎会产生像对任何外来物体的反应，将其视为会引起感染的异物，从而分泌钙质使羊膜和胚胎钙化，将其包裹在坚硬的外壳中。

石婴通常也被称作"石头宝宝"，这种现象十分少见，在整个人类历史上只记录了约 300 例。石婴所导致的问题往往必须通过手术解决，但也有报道称，有妇女怀着石胎数十年却安然无恙。甚至有报道称，智利一名妇女怀了一个体重超过两千克的婴儿达 50 年之久。那段时间，她还顺产了 5 个孩子。

石婴和腹腔妊娠实属罕见，但它们绝对也是糟糕设计的结果。在正常情况下，任何一个有理智的管道工人都会将输卵管与卵巢连起来，从而预防这些痛苦而致命的事故。同样，即便是最缺乏想象力的工程师也会给卵细胞提供某种推动力，或至少在输卵管壁上布置纤毛，好把受精卵细胞慢慢引入子宫。这两种方法都可以根除输卵管妊娠，而且二者都是可行的，因为它们的设计结构已经存在于身体的其他部位。

然而，大自然没有提供这样的解决途径，这也就有助于解释为何异位妊娠，特别是最常见的类型（在输卵管中着床）的发生频率会比你想象的更高，仅有1%~2%的受孕概率也会导致受精卵着床输卵管。但人们也有可能低估了这个数字，因为至少有10%（最高可达33%）的胚胎在着床过深之前就会死亡，这样输卵管妊娠就自然消解了，也就是说，许多异位问题肯定会被忽略。

然而，我们不能只讨论可怜的输卵管。我们不妨回顾一下人类生殖系统中充斥的各种低效模式和有瑕疵的结构：人类发育迟缓；女性会隐蔽排卵；生殖系统难以生产健康的精子和卵子；生成不着床的胚胎，或者染色体缺少或增多的胚胎；首次受孕失败；即使一切顺利，母婴死于分娩的事件仍然令人震惊地高发。

事实上，纵观人体的所有器官系统和生理机能，生殖系统最成问题，也最有可能出现故障。繁殖一事关系到物种的生存和成功，所以这是特别奇怪的情况。每当想到在其他动物身上根本不存在或鲜有这些问题，不禁让人感到特别羞耻。每当想到人类漏洞百出的生殖系统，不免为人类能披荆斩棘地走到现代而惊叹，今天的科学可以为我们解决一部分难题。

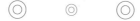

尾声：祖母假说

最近，人们发现有两种鲸——虎鲸和领航鲸会经历更年期。一项研究发现，一头雌性虎鲸去世时为 105 岁高龄，距离它最近一次生育已有 40 多年。[3] 所以说，虽然人类的生育率奇低，很多方面都有十分致命的问题，但至少在更年期方面，我们并不孤独。

更年期也被称为生殖衰老，是女性生命周期的一个阶段，此时月经周期终止，女性不再具备生育能力。虽然有些鲸也有类似情况，但大多数雌性哺乳动物在年老时仍会继续繁殖，直到生命终结。然而，女性到了晚年就不能生育，这似乎减少了其传递基因的机会，因此更年期本身就和自然选择相矛盾。这是个亟须解释的难题，同时也可能是人类生殖能力的又一缺陷。不过进化确实给我们带来了更年期，对于一位年老的女性或者其后代而言，在晚年不再生育也算好事。但是何为好？

第一种说法：当年老女性不需要再肩负生育的重担时，她们对子女与孙辈的投入会更为积极，这样做比单纯多生孩子更能提高传递基因的成功。但在探讨这种可能性之前，我们需要说明一下女性的更年期到底是如何发生的。

第二种说法源于我曾听闻的民间传说：更年期不过是人类近年延长寿命的特殊结果，也就是说，在步入现代以前，人类的预期寿命只有三四十年，女性不足以活到出现更年期的阶段。只是到现在，人类通常在到了七八十岁，甚至 90 岁时才会出现更年期。

这种武断的说法是对预期寿命真正含义的误解。虽然中世纪、古典主义时期，甚至史前时期的平均寿命确实只有二三十年，但平均死亡年龄较低，因为很多人还在婴儿或儿童时期就去世了。因此，在史前时期出生的大部分人根本没有成长到生育年龄，但即便按照今天的标准，当时有许多人确实相当长寿。从古文献以及发现的骨骼得知，即便在史前时期，也有人能够活到七八十岁。据估算，活过青春期的人类，其平均死亡年龄接近 60 岁，而有相当一部分人能活到 60 岁，少数人能活到 70 岁。

即使在现代医学的帮助下，古人类到了中年，寿命实际上也只能延长 15 年左右。延寿 10 年的变化已经非常大了，足以改变人类的整体平均寿命。我要说的是，数十万年以来，女性都活得足够久，能经历更年期。这并不是最近才听闻的谣传怪事，所以我们就无须再考虑那些民间说法了。

不久前，人们认为当女性用尽卵巢中所有包含卵细胞的卵泡时，更年期就会出现。女性出生时就存有一定数量的卵泡，每个女性的卵巢约有 200 万个左右。每个卵泡都包含一个卵细胞，卵细胞在女性本身还只是一个胚胎时就会暂停成长。接下来的每个月，任意 10~50 个卵泡都会重新激活卵子的成熟过程，各个卵子之间形成了竞争关系。哪个卵泡和卵子首先完成成熟期，就能在这场竞争中"胜出"并经卵巢排出。而失败者则全部死亡，并且可能永远不会再生。我们一度认为当一个女性在"用完"这些含卵细胞的卵泡时就会发生更年期。

最终人们发现这种解释并不令人满意，原因有二：第一，即使每个月都有 50 个卵泡（上限）被激活，即使女性从不因为月经不调或怀孕而不来月经，到 60 岁时，女性用掉的卵泡数量依然不到 3 万个，仅为原始数量的 1/6。第二，激素类的避孕手段会对排卵和每月卵泡的活化造成干扰，因此每年使用一次，就会把女性的更年期延迟一年。然而事实证明，那些使用激素避孕达数十年的女性（如果有的话），其更年期只会稍微延后。

如果更年期并非因为女性用完所有卵泡而导致的，那它又是什么原因引起的呢？最终人们发现，是因为卵泡停止产生雌激素和黄体酮所导致的，剩下的大量卵泡会逐渐消失，它们不再产生激素，也不再成熟。激素水平的下降会引发更年期综合征，可以用激素替代药物治疗。然而这并不能阻挡更年期。女性在 40 多岁或 50 岁出头的某个阶段，卵巢对激素信号再也没有反应，雌性激素也停止分泌，最后达到绝经。

更年期的精确机制在时间上似乎是安排好的，每个卵泡中的卵子会被一层细胞包围，而这些细胞中存在DNA修复酶，当其表达随时间和年龄的递增而逐渐减少时，更年期就出现了。如果没有修复酶发挥作用，体内的DNA损伤和突变会日积月累，加速衰老过程，细胞最终会进入衰老状态。它们不会死亡，只会像卵泡一样停止分裂和更新。此时卵巢会陷入昏睡状态，实际上非常活跃，只是它们永远不再运作了。

这听起来像是常见的身体故障，它不可避免，随着年岁的增长会越发严重，比如皮肤失去弹性或骨骼变脆——但更年期并非如此。所有与年龄相关的病症都是蛋白质和DNA损伤逐渐积累的结果，它必然会发生，所以组织竭尽所能去修复损伤也无济于事。时间会成为最后的赢家，修复组织本身也会受损，机体一环接一环地衰老，终究逃不过死亡。谈及卵泡就另当别论了，其DNA修复酶的基因只会停止运作。卵泡的衰老过程并不缓慢，也不会累积，它会定期出现，而且是突如其来的。

卵泡衰老的特点让我们得以探究人类进化出更年期的目的。很容易想象，女性进入老年时期，可能会出现使卵巢DNA修复失效的突变，但为何自然选择会偏爱这些突变，而不是消灭它们呢？关于更年期一种最有趣的解释是：它能让年老的女性尽心照顾孙辈，以促成他们的成功。因此，这种说法被称为"祖母假说"。这种假说备受欢迎，广为流传。在我们的文化观念中，祖父祖母都会宠溺孙辈，我质疑这种解释的效力，也质疑这种解释是否符合我们的文化观念。但这个推理过程实际上十分复杂，因为对某种现象的进化价值的考量必须权衡利弊。

如果年老的雌性动物不再繁殖后代，转而帮助第二代照顾其孙辈，显然孙辈能从中获益，更有可能茁壮成长。因此，照顾孙辈这一行为明显具有自然选择的优势。然而，处于更年期的"祖母"在晚年放弃生育，意味着它本来可以生育多个后代，但现在总数减少了。相反，同为竞争者，没有更年期的"祖母"能继续生育更多的后代，而这些后代也将会有更多幼崽。虽然它们缺乏"祖母"的照顾，但在数量上将超过前者。尤其在它们表现出强烈的同族合作行为时（就像人类一样），这些小动物在没有"祖母"的帮助下也能过得很好。

所以问题是，祖母对孙辈的照顾是否带来了很多选择性优势，以至于值得降低生育率？因为这个棘手的问题，一些生物学家对"祖母假说"不甚认同，同时有一个非常有力而明显的证据对此做出了反驳：其他物种缺乏合理有序的更年期。如果祖父祖母能全身心地投入[4]，那么孙辈的获益在许多社会性动物群体中也会有所体现，而不仅存在于人类当中，但它们并未真正做到在更年期照看幼崽。

"祖母假说"为什么只适用于人类，有这样一种解释：人类的社会群体结构无论是过去还是现在都非常奇特。所有相关研究都表明，在过去的700万年中，我们的祖先生活在一个个紧密联结的小群体里，这些群体的机动性和社交复杂性极高。那个时代可能试验了大量形形色色的生活方式，将各种古人类种群的结构特征的发现拼在一起，就足以证明这一点。这些都不是人类独有的，但有一点可能是：分工细密。

在古人类越发聪明、社会性越发复杂的同时，原本已经很复杂的灵长类动物的生活方式也在复杂化。制造工具、组织狩猎，以及共同育儿等行为极大地提高了生存的效率，并让一部分人有机会自由探索和创新。没过多久，古人类就能通过建造庇护所、制造复杂的工具，以及驯化周围的动物来重塑他们的世界。个体之间开始相互传授技能，群体成员之间则开始分配劳动力。也许正是这种共同生活的环境为"祖母假说"的发展提供了合适的背景。

在一个高度社会化的群体中，每个成员会以不同的方式努力做好自己的分内工作，因为要完成的工作实在太多了。无论何时，总有人在狩猎；有人在采摘；有人在筑房；有人在放哨，以提防捕猎者或竞争对手；有人制作工具；有人照看孩子；等等。但个体共同生活的方式并不代表他们不会相互竞争。合作有助于族群对抗其他族群，但在群体内部也会出现竞争。最后，自然选择会通过个体的成败来决定谁去谁留。

试想一下，这种内部竞争如果发生在一个有不同年龄段孩子的小群体里会怎样。儿童的死亡率居高不下，他们为了食物，为了得到父母的照顾和保护而互相竞争。女性年轻时的进化会向着为与其他孩子争夺资源而多生育的方向发展。

既然共同育儿是让所有人承担起照顾幼儿的责任，她当然想分得最大的那杯羹。

然而，随着母亲年龄渐长，其后代数量增加，她的演化方向也会改变。她的孩子最终也会相互竞争，年龄的增长和身体的衰弱让她再也无法照顾子女。在内部的竞争中，自己一个孩子的胜利要以牺牲其他孩子为代价，而这些牺牲者不是别人的孩子，正是自己其他亲生子女，这俨然成了一场零和博弈。这时继续生孩子对其生育能力并不能提高多少，反而会造成损害。在这种情况下，她会将注意力转移到更加悉心照料身边孩子的事情上，而不是一味地多生，这样也许才能更好地运用自己的精力和资源。当然到这个时候，她的子女可能也已孕育自己的孩子了。

这就是"祖母假说"的定义。它似乎过于简洁，但确实符合共同文化经历，也符合人类某些独特的方面，比如：分工明确的集体生活、母婴死亡率高、寿命长等。这可能是各种生物因素的完美混合把自然的突变馈赠给了我们，让我们有了更年期。

我们再次以虎鲸为例。研究人员分析了过去 35 年的数据，当中包括数千小时的视频，详细列明了不列颠哥伦比亚省沿海虎鲸的行动特点和具体活动。他们发现，虎鲸会三五成群地觅食，而领头鲸通常是一头处于更年期的年长雌性。实际上，捕猎团体往往由年老的雌鲸和它的儿子组成。成年雄鲸大部分时间都与母亲一起捕猎觅食，反而与包括父亲在内的其他同族在一起的时间很少。

虎鲸更为突出的特点是，处于更年期的雌性往往会成为捕猎团体的领导者，在食物缺乏的季节尤其如此。在遇到困难的时候，虎鲸们就会求助于年长雌鲸，通常是它们的母亲，带领它们度过困境。鲸拥有强大的记忆力，一头年长的虎鲸经过数十年不断的捕猎觅食，所积累的生态知识必定十分丰富，它知道能在哪里捕猎到海豹和水獭，鲑鱼群什么时候洄游产卵等。每当食物匮乏，这些知识就能派上用场。为什么年长的雄性不会分享所见所闻，而雌性却一定会，这种特殊的行为至今仍没有明确的解释。

除了更年期，人类经历的大多数奇怪的生殖问题似乎并不适配其他动物，也没有在它们身上发现同样的问题。从女性发育迟缓到更年期来临，可以看出人类的生殖系统很容易有毛病，甚至会威胁生命。如果所需的修复机制没有随之进化，这些严重的生殖缺陷往往会成为一个物种发展的绊脚石，最后让这个物种走向灭绝。

在这些缺陷的影响下，人类仍然坚持不懈。我们利用大脑创建修复机制来避开生育缺陷，就像修复其他问题一样。在某种程度上，我们能掌控自己的进化命运，而不会等待大自然替我们做出选择。创造性思维和高度协作的社会生活能让我们维持温饱，语言的出现让我们在日复一日的生活中积累智慧，并把这些高明的技巧传授给孩子。在我们之中，谁才是积累社会知识的宝库？就是那位被我们称为祖母的处于更年期的女家长。

人类驯化动物、发明机械、建造城市，这些创新带来的优势抵消了人类低生育率和母婴高死亡率的劣势。随着科学启蒙时代的到来，这种集体知识呈现出指数级增长，把人类从长期存在的、致命的生育悖论中解放出来（大体上）。

最终，智慧帮助我们克服了生物局限。频繁的威胁以及会导致人类早逝的许多如野兽般的不利条件已经被现代医学"驯化"。因此，自19世纪中叶起，随着医疗水平不断提高，全球人口出现爆炸式增长。人类在地球上获得了成功，但随之出现了另外三大不利条件，即前人闻所未闻的资源稀缺、战争，以及环境恶化。

所以，现在要解决的问题刚好相反：人口太多。人口增长如此不受控制又难以为继，没有什么比这更能被冠以"糟糕的设计"这个形容了。或许，这些生殖的藩篱终究没有这么糟糕？

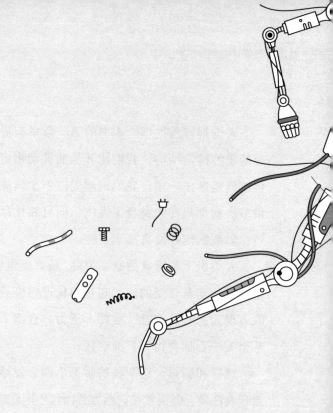

第五章

为何上帝创造医生

为什么人类的免疫系统要攻击自己的身体？进化的误差会如何破坏我们的体内循环？为什么癌症是无法避免的？……

　　人类很容易得病。本书的第一章早有提及：由于我们特有的窦腔排流结构，我们比其他哺乳动物更容易患上感冒。但这只是冰山一角。我们也遭受过不少病痛的困扰，其中有很多疾病都只在人类身上发生，而且相比鼻窦排流孔长错位置，多数病因并没有那么直接。

　　人类患上肠胃炎的概率很高，肠胃炎也被称为肠胃感冒，这是一种非常难受的病。它是消化道感染或炎症的总称，一般表现为恶心、呕吐、腹泻、乏力、食欲不振、无法消化，甚至无法吞咽食物等各种症状。

　　感冒和肠胃炎这两种病常见于西方发达国家。它们鲜少会夺人性命，但很常见。西方各国每年因此病造成的经济损失达数十亿美元，主要是工薪阶层在养病和康复期间的工资损耗。

　　不幸的是，这些疾病还发展出其他类型，让人们付出了更高的代价。比如痢疾（影响肠道的肠胃炎类型，常见于发展中国家，被污染的水源往往是引起痢疾的源头）在当前仍然是导致全球死亡人数最多的恶疾之一。

　　不管是感冒、肠胃炎，还是痢疾，在其他动物身上都不常见。虽然感冒可能是进化而来的（也就是人类进化出了设计糟糕的鼻腔结构），但它也具有传染性，就像每隔一段时间就折腾的肠胃一样。但凡谈到传染病，人类应该责怪的首先是自己，其次是大自然。起码可以肯定，人口密度高和城市特有的生活条件是造成疾病的部分原因。

自古以来，人类就在大都市的繁华和肮脏里拥挤生活，连饲养的牲畜也彼此挤得水泄不通（现在仍然如此），它们也和人混居。祖先们的食物生熟混杂，持续了数百年的脏乱环境酝酿出形形色色的细菌、病毒和寄生虫的大杂烩。直到现代城市管道体系的出现，才让我们有能力应对这种乱象。我们特有的生活方式招致了这些瘟疫，人类文明居然在其中还能够发展起来，这着实让人惊讶。

古人类一旦熬过童年阶段就能产生抗体，它是一种由免疫系统生成的蛋白质，可以抵御致命的细菌和病毒。这些抗体让人类能对至少在他们周围繁殖的最糟糕的病菌有抵抗作用。自欧洲探索时代起，凡是所见的原住民的生活都很差。欧洲儿童为了活下去，不得不产生抗体，但原住民并不需要。他们无疑早已产生了基于抗体、对本土病原体的抵抗力，但对于外来入侵者和随之而来的病原体则毫无防备。

今天，传染病伴随着人类，在欧亚大陆困窘的城市生活中生根发芽。因此，我们不能说大多数传染病都是身体的缺陷导致的。正如我在前文提到过的，传染病不是自然的错，而是我们之过。

人类的身体中确实有一些缺陷让我们百病缠身。其中就有一个免疫系统频现故障的问题，使得我们无法安稳。一旦出现自身免疫疾病，免疫系统不是在胡乱地攻击自身细胞和组织，就是对无害的蛋白质过度应激。正如人到本该是壮年的中年，心血管会开始变得衰弱，而且每况愈下——不久就会发展成癌症，这就是细胞内损伤累积的恶果。

上述疾病并非人类所独有，但在人类身上却显得比其他动物更为明显和致命——较之宠物，我们更容易得病；与动物园的野兽相比，我们很是脆弱；与野生动物相比，我们更显得羸弱不堪。纵观这些不合常理的现象，我们好像几乎生来就是病人。

我即敌人

人类一路进化而来饱受无数种病的折磨，其中自身免疫疾病是最让人头疼的。这种病不涉及我们可以用抗体抵御的细菌，不会出现可以让我们产生抗体的病毒，也没有可以通过切除、破坏或者射线治疗的肿瘤。我们追根溯源寻找病因，发现原来就是自己。

自身免疫疾病其实是身体辨认出了差错。个体的免疫系统会"忘记"（或者从来不知道）体内的某些蛋白质或细胞不是外来入侵者，而是自己的产物。只要没有识别出自己的细胞，免疫系统就会发起猛烈进攻。这着实是桩误伤自己人的惨案。

不出所料，这桩惨案不会有好结果。当身体开始自我攻击时，除了服用抑制免疫系统的药物，连医生也几乎束手无策。这是高危的病症，因此必须谨慎治疗并进行严密监控。同时，各种并发症也不容小觑。除了感染和普通的呼吸系统疾病高发，免疫抑制药物也会引起副作用，如痤疮、颤抖、肌无力、恶心呕吐、头发生长速度加快和体重增加等。长期服用免疫抑制剂可导致面部脂肪沉积（有时被称为"满月脸"）、肾功能不全和高血糖，患上糖尿病的概率也会大大增加。它还会加大患癌的风险，其治疗过程和这种疾病本身一样棘手。

相比男性，女性则会更频繁地受到自身免疫疾病的困扰，当中缘由无人知晓。仿佛这还不够残忍，它往往还会缓缓地、不知不觉地加重。久而久之，患者会适应痛楚和身体受限的感觉，甚至不会怀疑自己身体出现不妥。当他人甚至是主治医生都漠视其症状时，病情就会更加复杂。我的一位朋友患有慢性疲劳综合征和类风湿性关节炎，此二者可能跟自身免疫疾病有关联，这让她身心俱疲。医学专家会这样叮嘱她："任何人早晨睡醒时都会浑身不舒服的""我觉得你需要多出门走走，多锻炼身体"。还有医生觉得最有用的一句是："这可能只是你大脑中的想象，但不管怎样，一味躺着对病情没好处。"

抑郁症往往伴随着自身免疫疾病的出现。当你出现虚弱的症状时，当你几乎没有选择治疗方式的余地时，当你面临治疗带来的副作用时——如痤疮、体重增加，以及慢性疾病之类阴魂不散的毛病——你可能会因此而抑郁。一旦周遭的人都不理解你，情况会越演越烈。抑郁的心情加上缺少身边人的支持，会使患者逃避社交，身体的反应和抑郁症只会更加严重，把你拖进更加严重的恶性循环中。我有一位患抑郁症的友人如此说道："感觉就像溺水，我想伸手求救，人们却往我的手上不断绑上重物，让我使劲游。"

自身免疫疾病叫人失望，即便经过一番科学的检查，它也同样让人摸不着头脑。免疫疾病的发病区域可能是局部的，就像类风湿关节炎会引起某些关节剧痛的炎症；它也可以是遍及全身的，就像红斑狼疮发生之际，B 细胞产生的抗体到处攻击体内的其他细胞。这两个例子中，免疫系统只会攻击部分机体，而个中原因不得而知。我们都以为这是进化出错、折中而带来的其他有利之处，实则不然。自身免疫疾病没有任何正面之处，它们就是进化出了错，免疫系统有时会出现故障。

近来自身免疫疾病的患病率似乎呈现出上升的势头，但和其他慢性病一样，我们根本不知道这种上升究竟在多大程度上是因为诊断技术改良、寿命延长导致的。美国国立卫生研究院估计，现在有 2 350 万美国人（或超过 7% 的人口）患上了 24 种最常见的自身免疫疾病中的一种。这个数字肯定比实际情况要少，因为已经确定的其他自身免疫疾病不胜枚举，还有更多疾病有待官方进行科学分类。

自身免疫疾病这种最奇异的特性也为阐明进化缺陷提供了最有力的证明。以重症肌无力（简称"MG"）为例，它是一种神经肌肉疾病，起始症状为眼睑下垂和肌肉无力，进而发展成完全瘫痪，如果患者不进行治疗，结果可能只有死亡。

重症肌无力患者的肌肉其实没有任何问题，他们的免疫系统只是在制造阻碍正常肌肉活动的抗体。为了使肌肉屈伸，运动神经元会将少量神经递质释放到位于肌肉组织中的受体上，最终神经递质致使肌肉收缩。这一系列的动作发生得很快。然而，一旦你的免疫系统干扰了神经递质的受体，也就是重症肌无力患者所经历的，肌肉便会开始衰弱。

重症肌无力患者的免疫系统产生的抗体会攻击肌肉上的神经递质受体。这是为什么？没人知道。幸好接下来的反应并非全身性的。如果情况果真如此，重症肌无力将会成为快速致死的杀手。但现实是，抗体真的会阻碍神经递质的受体。重症肌无力越是到后期，免疫系统就越会释放更多这样的抗体，患者会因此逐渐丧失屈伸任何肌肉的能力。

曾几何时，如果你患上重症肌无力，最终将会因为无法扩张胸腔和顺利呼吸而撑不过 10 年的时间。但时至今日，重症肌无力已然成为现代医学成功破解的案例之一。在 20 世纪早期，重症肌无力的死亡率高达 70%。现在，西方发达国家已经把这个数字降低到 5% 以下。在过去的 60 年里，我们开发出种种治疗之法，最终出现了将免疫抑制剂与抵消不良抗体作用的特殊药物结合起来这种集大成之疗法。

这种疗法并非易事。除了会引起副作用，抑制剂的服用间隔也必须十分精确，患者甚至要在半夜醒来服药，很多病患下半辈子的每天晚上都只能这样度过。如果他们因为身体不适、饮酒过量，或者只是疲劳而睡过头，那么第二天就有可能突发重症肌无力。即便处处谨慎的患者也必须面对时有发生的危险情况，往往需要住院观察。

在美国，重症肌无力患者大约有 6 万人。相对而言，欧洲的患病率略高。正如大部分其他类型的自身免疫疾病一样，没有任何线索能够解释它。乱成一团的免疫系统一旦按下了制造抗体的按钮，就无法停下来。虽然我们已经研究出了该病的遗传形式，但它非常罕见。除了人类免疫系统的某些设计缺陷，绝大多数病例都无法得到解答。庆幸的是，当今医学已经可以拯救大部分重症肌无力患者的生命，但在千百代以前，这曾是不治之症。

与重症肌无力一样，格雷夫斯病（又称毒性弥漫性甲状腺肿）也是自身免疫疾病的一种，病因是免疫系统对体内完全正常、数量丰富、举足轻重的分子产生了抗体。格雷夫斯病患者会无缘无故地制造抗体，它们作用于 TSH（促甲状腺激素）。顾名思义，TSH 是作用于甲状腺的激素，它诱导腺体释放 THs（甲状腺激素）。这些激素遍布全身，用处多多，与人体的能量代谢息息相关。几乎每个组织都配备了 TH 受体，这解释了为什么甲状腺激素能在身体的不同部位发挥各种作用。

格雷夫斯病发病期间，TSH 受体的抗体行为会十分古怪。

它们没有阻碍或停止受体的运作，而是刺激受体，可能是模仿TSH本身。抗体在这个过程中会促使甲状腺释放同名激素。

在正常情况下，身体会密切监视甲状腺释放的激素数量。但是在格雷夫斯病患者的体内，甲状腺被模仿TSH的抗体猛攻，它的应对方法就是通过释放不断增加的THs，最终发展成甲状腺功能亢进症（甲亢）。

格雷夫斯病是甲亢的最常见诱因，病症主要表现为心跳加速、高血压、肌肉无力、颤抖、心悸、腹泻、呕吐和体重下降。

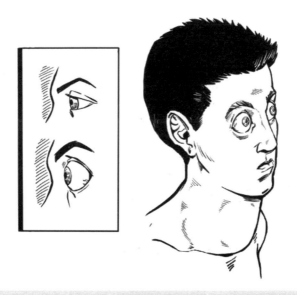

图17 格雷夫斯病患者的面部，可见其眼睛凸出，甲状腺部位出现肿大（大脖子病），这是这种神秘的自身免疫紊乱的特点。在现代科学对此疾病有所定论之前，许多患者都只能躺在疯人院的病床上，人们都以为他们着了魔

大多数患者的脖子都会明显肿胀，他们的眼睛经常会流泪，甚至会凸出。患有甲亢的女性所生的婴儿出现先天缺陷的概率很高。患者还可能备受失眠、焦虑、躁狂和偏执等困扰，严重者还可能会引发精神疾病。甲状腺功能亢进症是一种相对常见的疾病，往往在人们步入40岁以后出现，困扰着美国约0.50%的男性和3%的女性。

如果我们回到1835年，会发现未能确诊的格雷夫斯病总能要人命。这很容易想象，一个出现精神疾病症状，双眼突出、脖子肿大的人，会让那个时代极其迷信的人觉得这是被恶魔附身了。事实上，中世纪欧洲的疯人院里充斥着各类精神病患者的故事，其中就有疯狂的病人脖子变大、双目鼓起的情况，其中许多人可能都是因为罹患格雷夫斯病，曾经健康有活力的他们，却因为染病而被家人和朋友抛弃，在痛苦中度过了人生中最后的时光。[1]

幸亏现代医学为格雷夫斯病研发了许多有效的治疗手段，而且不再需要依靠免疫抑制剂。现有几种药物可用于抑制甲状腺肿大，还有一些药物可以消除最危险的症状，例如β受体阻滞剂可以减缓心脏运动并降低血压。这些疗法并没有太多副作用。此外，碘的放射治疗能够破坏部分甲状腺，如果有需要还可以反复进行。最后一招是通过手术部分或完全切除甲状腺以逆转病情，但是必须辅以甲状腺激素作为补充，每日服用一次，很容易吸收。因此，格雷夫斯病现在可谓医学战胜自身问题的范例。尽管对于无数代人类而言，故事不总是那么美好。

如果说现代医学可以完全克服如甲状腺肿大和重症肌无力之类的自身免疫疾病，那么在另一类疾病面前，它可以说束手无策，狼疮至今无法被治愈，而且致病原因依旧是个谜团。狼疮的正式名称为系统性红斑狼疮（以下简称"狼疮"），几乎可以影响体内的所有组织，患者之间的症状更是不尽相同，从肌肉关节疼痛、皮疹到慢性疲劳等不一而足。其实许多科学家都认为狼疮是相关疾病的集合，而非单一疾病的结果。尽管说法不一，但美国的狼疮患者少则 30 万人，多则百万人。自身免疫疾病有性别之分，狼疮也不例外，女性患狼疮的可能性足足是男性的 4 倍！

我们对狼疮的实际病因了解甚少，普遍认为病毒感染是最初的原因。它是什么样的病毒，为什么感染会对免疫系统造成永久性损伤，谁都说不准。我们只知道免疫系统的抗体"生产车间"——B 细胞会不断生成针对自身细胞核内部蛋白质的抗体，并发起攻击。简单地说，免疫系统发动了一场专门攻击自己的战争。

当 B 细胞开始自我攻击时，它们会出现被称为细胞凋亡或程序性细胞死亡的反应。细胞凋亡是细胞自杀的一种受控形式，它们会缓慢而细致地分解，以免引起周围细胞的应激反应，并把所有可回收再利用的物质整齐划一地收拾打包，供其他细胞吸收。细胞凋亡对于胚胎发育、预防癌症，以及维持组织的健康和保养至关重要，同时它也是身体细胞保护其他细胞免受病毒侵害的主要途径。当一个细胞感知到它已经被感染时，它就会通过细胞凋亡杀死自己，以求与病毒同归于尽，这样其他组织就不会受牵连。大多数情况下，细胞凋亡是生命诗篇中相当壮美的一页：为了身体着想，无私地牺牲自己。

不过狼疮就没有那么诗意了。当 B 细胞开始大量消灭自己时，同时也摧毁了身体高效、安全地清除残骸的能力，细胞垃圾从而积少成多。随着情况愈加严重，处于激活状态中的 B 细胞会呈现出"黏性"，因为它们表面上的某些受体结构就是用于寻找被感染的细胞并附着其上。垂死的 B 细胞会把细胞及其碎屑包裹成团，与此同时，也会招来其他试图吞没和清除碎屑的免疫细胞。这些伸出援手的免疫细胞有时也会陷入混乱，引发全身炎症的连锁反应，但炎症发生的部位主要集中在淋巴结和脾脏等其他淋巴组织中。

上述是临床上的解释，我们也可以简单理解为：狼疮患者总会有萎靡不振的感觉。那些微小的细胞团块在身体里几乎随处可见，所以狼疮患者会出现一连串随着时间推移而变化的症状。狼疮在临床上表现为：（1）疼痛，痛感发生在特定的肌肉或关节，也可以广泛分布在躯干或头部；（2）疲劳，既有偶发性的，也有慢性的；（3）肿胀，可以仅限于四肢，也可以蔓延到全身，发热、皮疹、口腔溃疡和抑郁等症状。大多数症状是由于黏稠的细胞残骸团块留在了不该留的地方，比如肾脏的微过滤系统、肺泡囊，甚至是心脏周围的纤维囊。这些团块粘住特定组织的驱动结构，阻止它们的运作，但组织的炎症反应依然活跃，之后会向附近的组织扩散。所以，它绝对是一种自身免疫混乱。

狼疮在早期阶段的诊断结果特别让人失望，因为患者的症状会变化，这一方面让医生难以确定疾病，另一方面，患者会逐渐对自己准确识别和告知症状的能力失去信心。狼疮患者经常遇到各种误诊，包括（尤其是）被误诊为精神病。你一时说胸痛，但现在又成了关节痛？又有别处不适？也许你需要找的是精神科医生。

也许真的需要。与其他自身免疫疾病如出一辙，狼疮通常伴有一系列精神症状，包括焦虑、失眠及情绪障碍。主要是头痛、疲劳、慢性疼痛、精神错乱、认知障碍造成的，甚至出现随之而来的精神病。有一项研究发现，60% 的女性狼疮患者在临床上会表现为抑郁症。她们面对的困难不可想象，所以这个比例没有达到 100% 让我很是惊讶。

狼疮的症状变化多端，对付它的方法也是如此。虽然几乎所有狼疮患者都只服用一种免疫抑制剂，但要根据每个患者的表征不同使用不同的药物来配合治疗。为了寻求最有效的组合疗法，狼疮病人可能会参与涉及各类疗法且长达数年的试验中，但这些组合疗法又会突然莫名其妙地无效。

幸运的是，狼疮患者的预后效果能日益稳步改善，而且恢复期确实很长。自 12 世纪以来，"狼疮"这个名字就一直被沿用至今，但对于此病的描述可以追溯到古典时期。19世纪 50 年代以来，人们都认为它是一种自身免疫疾病，但限定的试验测试百年来一直把科学家们蒙在鼓里。今天，狼疮患者的预期寿命几乎与普通民众一样，但达到这种成效的代价不菲。没有哪种疾病会像狼疮一般毫无症状，但发作起来足以让患者卧床几周。

除了糟糕的设计，很难找到另一个词来形容狼疮了。人类免疫系统本身的抑制和平衡功能就是确保身体对外来细胞和蛋白质做出强烈应激，同时保全自己的细胞和蛋白质。一旦感染病毒，限制就会暂时放宽，以便身体更积极地对抗劫持自身细胞的病毒。但对于狼疮，免疫开关永远不会重置，患者不得不利用余生与鬼魅般的病毒做斗争。在合适的环境下，应激反应是身体安排好的一种有效机制，是控制的开关失效了。虽然所有自身免疫疾病都会让人遭殃，但狼疮也许是最难以揣测的一类。当免疫系统攻击自己时，什么方法都行不通了。

人类的自身免疫疾病多不胜数，重症肌无力、格雷夫斯病和狼疮只是其中的 3 种。虽然经美国国立卫生研究院确认的常见自身免疫疾病仅有 24 种，如类风湿关节炎、炎性肠病、重症肌无力、狼疮和格雷夫斯病等，但据美国自身免疫性相关疾病协会（American Autoimmune-Related Diseases Association）估计，有超过 100 种同类疾病影响了 5 000 万美国人，即约占美国总人口的 1/6。人们已证实或深信某些疾病带有自身免疫缺陷的性质，例如多发性硬化症、牛皮癣、白癜风和乳糜泻。许多人还怀疑 1 型糖尿病、艾迪生病（肾上腺皮质功能不全）、子宫内膜异位症、结节病等都是自身免疫引起的。我们的免疫系统出故障的方式有数百种之多，最终让我们落得个"身心交病"的下场。

老实说，其他物种也患有部分自身免疫疾病。众所周知，狗会同时患上艾迪生病和重症肌无力，而狗和猫都有患上糖尿病的可能。驯养动物比野生动物更容易患病。我们不知道为何家养动物的野生表亲和我们的猿类近亲都没有被自身免疫疾病摧残。

迄今为止，除了人类，没有任何动物有类似狼疮症状的记载，甚至在驯养动物的身上也看不到丝毫线索。克罗恩病和其他疾病也是如此。生物医学界为了深入研究，设法为某些自身免疫疾病创设了动物实例，但这些疾病在其他动物身上似乎并不常见。特别是涉及自身免疫疾病时，人类和家养动物似乎病得比野生动物更为严重，但我们仍然不知其所以然。

我想说的是：人体免疫系统是一个奇迹。它是防御性细胞和分子组成的重重防御屏障，也是让我们大部分人每天保持健康、高效的防御策略。如果没有了免疫系统，我们就会立即被入侵的细菌和病毒攻陷。免疫系统为我们每天的生活打赢了几百万——应该是几十亿场仗，说它设计糟糕简直是对它的一种侮辱。

但要说免疫系统是个完美的作品，也同样不准确。这个星球上曾有数百万人过着快乐的生活，但他们却因为身体的自我毁灭，不得不面对生命的终局。自相残杀的身体不存在胜利的一方。今天，似乎随便一件物品都能让人过敏。对花生严重过敏的患者会跟你说，并非所有的过敏症都同出一源。也有对人无害的过敏症会导致轻微的流感症状——或者对某些食物过敏导致舌头发痒——但过敏也可能让人丧命。2015年，美国至少有200人死于食物过敏，超过半数的死亡是由花生引起的，另外有上万名过敏症患者需要住院治疗。

虽然过敏并不像自身免疫疾病那样令人困惑，但两者有一个共同点：人体免疫系统出了乱子。自身免疫疾病对身体反应过度，而过敏则是免疫系统对外来物质——实则是一种完全无害的东西——反应过度的结果。

引发免疫反应的分子被称为抗原，抗原的组成通常为蛋白质。抗原随处可见，我们吃进肚子里的、触摸的和吸入的所有东西都含有潜在抗原，但我们所遇到的一切外来物质几乎都是完全无害的。

如果无法将无害和危险的蛋白质区分开来，我们就会对一切过敏，值得庆幸的是，身体往往可以分清有害和无害的分子。如果外来蛋白质无害，免疫系统就会选择忽略。然而，如果它是有害的细菌或病毒，免疫系统就会发动攻击，把入侵者一并消除。[2] 这种攻击行为被称为免疫系统反应——这本来也是个让人误以为无害的术语。

炎症是免疫反应的主要现象之一，同时也是过敏的关键机制之一。炎症的分类有二：系统性（全身）炎症和局部性炎症，而且二者有部分特征互相贯通。自古典时代以来，炎症的 4 个主要特点就已为人所知，并且仍然以其拉丁名称来教授：发红（rubor）、发热（calor）、肿胀（tumor，亦称水肿）、疼痛（dolor）。这 4 个特征能在一个受感染的伤口上表露无遗，但它们也会蔓延至全身。假如你得了流感，你就会面红耳赤（rubor）、发热（calor），你的肺部可能会出现水肿（tumor），全身疼痛（dolor）。

这 4 个特征会在过敏期间陆续出现，这说明它们不是由入侵的感染源引起的。相反，这是免疫系统抗击入侵者的产物。红肿和肿胀是血管扩张和渗漏增加的结果，它们加速了免疫细胞和抗体运行到感染部位的过程。发烧是为了抑制细菌生长；在全身感染的情况下，疼痛则是身体告诉你要护理和保护受感染的伤口，或者在全身感染的情况下，是要你躺下休息的信号，好让免疫系统为下一场战役储存能量。炎症的所有症状其实都是身体在努力攻击病痛的结果。

炎症在对抗感染时无疑是一种有利的现象，但面对过敏却变得画蛇添足了。例如有毒的藤蔓植物油这种过敏性抗原对身体没有半点儿实际威胁，对它产生免疫反应简直可笑。然而，每当我们接触这种植物时，大多数人都会自然地出现炎症。

让我们稍事休息，停下来思考一下过敏反应是多么荒谬。有些人的身体会因为蜜蜂叮咬而失常，最后支撑不住而死亡。杀死他们的不是蜂针，而是免疫系统。即使蜜蜂的叮咬真的很危险（实际上不是），身体自杀仍然是一种过度反应。某些群体由于超敏反应，其免疫系统就像定时炸弹，随时都会崩溃。他们在生活中面临的最主要的健康问题其实就在体内。

过敏反应主要的罪魁祸首之一是一种特别的抗体，它在正常情况下有抗击寄生虫的作用，所以它也是身体中最不常用的抗体之一，至少生活在发达国家的人们就很少为寄生虫忧虑。该抗体的主要功能就是诱发炎症并将其效果最大化。因为某种原因，这种对抗寄生虫的抗体在过敏期间被释放，所以过敏性炎症比一般炎症的反应更为剧烈。正是这种抗体的功效导致了炎症的发生——好比它是一把锤子，眼中所见都是钉子。

我们的身体一直备受外来物质的侵扰，所以过敏症的源头也总是让人猜不透。我们的食物源于各类动植物，也会从各种渠道吸入花粉、微生物和微粒。我们的皮肤会接触多种物质：衣服、土壤、细菌、病毒，还有他人的身体。正常情况下，身体对抗外来物质的进攻不成问题，但对于一个患有花生过敏症的人而言，即便浅尝了几口花生酱，也可能严重到为保住性命而全力抗争。

身体的辨别功能为何时而有效，时而失灵？我们仍然不明就里。但我们知道，身体需要经过训练才能正确区分敌我，而且训练的环境也很重要。免疫系统的训练分两步进行，第一阶段发生在子宫内，第二阶段发生于婴儿期。

一个尚未成型的胚胎还在子宫中的时候就开始产生免疫细胞。参与"克隆缺失"（clonal deletion）成为这些细胞的第一个任务。通过克隆缺失，胎儿体内会向正在发育的免疫细胞提供少量零碎的蛋白质。随后这些与自身蛋白质产生反应的免疫细胞也会被清除，从免疫系统中被悉数"删除"。这个过程会持续好几个星期，周而复始，旨在消除每一个可能对自身有反应的免疫细胞。只有这样，免疫系统才能做好万全准备。

虽然子宫并不是个完全无菌的场所，但也非常接近了，所以胎儿出生前的免疫系统不具备免疫功能也无妨。在这样安全的环境中，胎儿免疫系统的潜能便会被诱发：它会自己释放少量抗原，任何向它猛扑过去的免疫细胞都会被杀死。最终导致免疫系统的细胞只会攻击外来细胞。这些免疫细胞会在胎儿出生前不久被激活，也就是说，胎儿已经准备好面对这个充斥着微观有害物质的肮脏世界了。

婴儿出生后，更加剧了这些风险。当婴儿置身于这个感染横行的世界时，他的免疫系统会遭到抗原前所未有的轰击，他必须迅速认清孰敌孰友。从婴儿降生的第一天开始，其免疫系统就必须面对各种不知如何应付的感染因子，它们当中有些毫无害处，有些则十分危险。假设有两株金黄葡萄球菌，身体怎么知道要不惜一切针对一个菌株，而忽略另一个？没有人清楚实情。但有一点我们是可以肯定的：成熟前的免疫系统反应缓慢，只会一味地"观望"。

许多科学家认为这是第二阶段免疫训练的关键——起初身体会慢慢体验免疫反应，在此过程中判别外来蛋白质的性质，哪些是危险的，哪些是安全的，并检查感染是否会持续存在。如果感染持续存在，那么免疫系统就会开足马力对抗感染并逐渐习惯；反之，身体便不会将外来物当成大敌。当中有这样一个铁证：人们接种疫苗的数十年后仍然留存免疫效果，甚至能对今天极度罕见的感染起作用。但免疫系统必须从一开始就学会分清敌友，除了亲自体验，别无他法。

这种缓慢的免疫反应会让真正危险的感染源先发制人，先一步威胁婴儿的性命。所以父母经常说：孩子们经常病恹恢的。部分原因在于他们仍在建立抵御病毒（例如引起支气管炎和感冒的病毒）的免疫机制，也在于其免疫系统正在学习要解决什么问题，以及对抗之法。当免疫系统决定采取行动时，通常会雷厉风行，以此来弥补发育迟缓的空缺。所以儿童发烧的温度会比成人高得多。我的儿子曾经仅仅因为一次咽喉炎而高烧 41 度（第一次为人父母的心情免不了会紧张，以至于我当时认为他得了瘟疫）。如果换作是我，高烧达到 38 度就会觉得快要死了。

重要的是，免疫系统学会了忍受地球每天给我们带来的煎熬。空气中、食物中和皮肤上的大多数外来分子都是完全无害的，大多数细菌和病毒也是无害的。免疫系统已经对外来物质持续不断的攻击习以为常，却不做抗争。它从最初的几个月开始发育，一直持续了好几年，最终进入成熟状态，理论上，免疫系统到那时已经遭遇了大部分无害的物质了。

然而，一旦从婴儿的学习阶段开始过渡到下一步，免疫系统就会开始发生变化。对于陌生的外来物质，它表现得更为敏感。这个时候，过敏症的丑态就会原形毕露，免疫系统下定决心与之一战，不再停留在认知阶段，认为花生油这种无害物质不会对健康造成威胁。这种反应会随着接触媒介的增加而越演越烈。换句话说，免疫系统实际学到的是与应该学到的教训截然相反的内容。

我们过敏的原因在进化层面没有任何解释，何况所有动物都可能患上过敏症。然而，就像自身免疫疾病一样，没有任何动物像人类一样频繁过敏。过往的 20 年，食物过敏和呼吸道过敏的患病率一直在暴涨[3]，目前美国有超过10% 的儿童至少患有一种食物过敏症。20 世纪 80 年代初，当时的我还是个小学生，除了比我年长 11 岁的姐姐，我没见过任何一个对花生过敏的孩子。如今，我的两个孩子所在的班级每年都会有好几个学生对花生或其他坚果极度过敏。许多学校和托儿所都不愿意为保护坚果过敏症的孩子而提心吊胆，干脆不提供含有坚果的食物。既然我们了解了免疫系统的形成过程，以及过敏症发展期间出现的问题，那么过去的几十年究竟发生了什么，让过敏症患病率居高不下？

有一个可靠的答案被称为卫生假说。在 20 世纪 70、80 年代之交，人们竭力减少儿童，尤其是婴儿接触细菌的机会。时至今日，父母要对婴儿专用的瓶子进行一番消毒，还要求想手抱甚至触摸婴儿的客人先洗手。他们大部分时间都将婴儿置于室内，离地三尺。只有最干净的食物和饮料才能配得上宝宝们的肚子，只有刚刚洗净的衣服才能配得上他们的身体。如果奶嘴掉在了地上，父母肯定会大喊：住手！必须先消毒！

父母的初衷是好的，我们也难以定论这些每天如一的行为是否妥当。我也叮嘱过我的孩子们，掉在地上的食物不能捡起来吃，尽量不去公共浴室，在乘坐地铁时什么也不要碰。我坚决实行这些预防措施，因为我不希望他们生病。

此外，如果你感冒了，那么你就不该把一个两周大的婴儿抱在怀里，似乎这就是常识。某些群体甚至认为，如果你已经有一个年幼的孩子，就更不该探望一个需要照顾新生儿的朋友，因为这是一种失礼的举动。你不妨把他们留在家里，因为你的衣服上、你本人身上都可能有致使婴儿生病的细菌。这又是父母出于善意的一种保护反应。

抛开善意不谈，如果这些保护措施发展到极端，它们就会无意中把我们辛苦进化而塑造出来的免疫体系彻底破坏。

事实证明，在婴儿时期进行的消毒可能就是引起过敏症的原因。现在有几项研究表明，婴儿时期接触过于干净的环境会让人在之后对食物过敏。这就是"卫生假说"。这非常有道理，因为关于免疫系统功能，我们熟知其一的是它需要大量练习才能发挥顺畅。这也是为什么大部分疫苗都不会被用在刚出生的孩子身上，因为他们的免疫系统还没有准备好。并不是说疫苗会对婴儿造成伤害，只是它没有效果罢了。这个原则同样适用于另一个层面——最大限度地减少人体接触抗原的机会，如此一来，儿童的免疫系统就不会对抗原产生耐受性。只有遭遇过各种有害和无害的外来物质，我们的免疫系统才能学会分辨敌我。

如果这个假设正确，那么我们体内就有一个相对不大的生理缺陷——过敏症——而且拥有这种缺陷的人群比例高得惊人。因此，我们不要责怪自然，这个身体故障源于我们自己。

心中之事

心血管疾病是导致欧美民众自然死亡的首要原因。事实上，总体来看，西方发达国家人口死亡的原因有 30% 都是冠状动脉疾病、中风和高血压。大多数案例都是因为患者本身心脏的问题，但血管功能障碍也往往是罪魁祸首。（例如，大部分肾脏疾病实际上是肾脏的循环出了问题，因为那里是血管集中的地方。）

有些心脏病与年龄相关，或由不良的生活习惯造成。如果你足够长寿或选择病态生活的方式，你可能会患上心血管疾病。这不完全是一种生理缺陷，要怪只能怪自己——而且可能性很大，关于这个话题，你已耳熟能详，不需要再添烦恼了。（不意外吧：你应该吃得健康，充分运动。）

但是人类在心脏问题上确实存在一些不寻常的生理缺陷。例如，仅在美国，每年就有大约 25 000 名初生婴儿的心脏出现孔洞。

心脏存在孔洞，在临床上被称为膈膜缺损，它发生在心

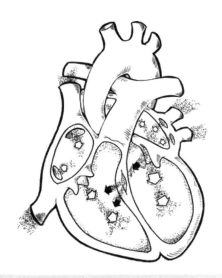

图18　一个有膈膜缺损的人类心脏：膈膜上的孔洞让血液从心脏左侧直接流到右侧。 这种天生的缺陷颇为常见，但却性命攸关，说明主管人类心脏发育的基因其实一点儿都不协调

脏的两个上腔室之间或两个下腔室之间。这样的情况发生时，血液在两个腔室之间来回晃动，而这两个腔室在正常的血流状态下互不连通。在心脏收缩期间，孔洞使血液从心脏的左侧流到右侧；当心脏跳动减缓时，血液可能会不经意地从右侧流回左侧。这个孔洞混淆了静脉和动脉血。

　　在正常情况下，血液在运送完氧气，从全身组织返回时，进入心脏的右侧。右侧的血液会被推进肺部吸收氧气并释放二氧化碳。随后，从心脏左侧回流的血液被重新加压并泵出到身体各处。这两步十分重要，因为血液必须经高压泵出才能成功地流遍全身，这样组织才有时间进行气体交换，这就是血液的全部用途。泵出－换气（到达肺）－泵出－换气（到达全身），其工作模式就是如此。

然而，当心脏存在膈膜缺损时，血液就会连区区两步顺序都分不清。这就像正常的血流发生了短路。一个小洞最初并不起眼，但经过来回流动的血液摩擦，久而久之会随之扩大。一个大洞会彻底扰乱血液流动，最终夺人性命，不管是发生在子宫里还是在随后的情况中，都是这样。最重要的是，膈膜缺损会导致供血效率低下，给心脏带来额外的负担，必须费九牛二虎之力方能正常进行血液循环。

目前，患有心脏膈膜缺损的儿童接受临床治疗后，结果都相当不错。多数的小问题根本不需要进行医疗干预（但需要定期检查），只有较大的问题才必须要通过外科手术进行修复，而手术在 20 世纪 40 年代末才开始成为治疗的途径之一。膈膜壁位于心腔内，这意味着需要切开心脏才能修复。这种手术的创伤性可想而知，而且在手术期间需要建立完整的心肺分流，具有多重风险。尽管如此，医生也有能力将手术高度细化，正因为如此，发达国家几乎所有患心脏膈膜缺损的孩子现在都能活下来，生活与常人无异。

几十年前的情况显然是截然相反的。膈膜缺损曾经是婴儿出生后死亡的元凶。如果婴儿的心脏出现了一个大洞，他通常只能活几个小时，呼吸急促，然后会由于无法正常循环氧气而慢慢窒息。

当然，大多数人的心脏都没有漏洞，出现这种发育错误的频率，表明创造心脏的基因有点儿跟不上要求了。虽然膈膜缺损偶有发生，但这不是偶发的突变造成的，而是心脏在初期发育阶段出了偶发性的问题。这只能自认倒霉，但这种特殊的霉运似乎有某种倾向性。

要想了解某个人为什么会容易遇到某个问题，请拿你的鞋带作为例子。如果鞋带绑得牢固，你在百步之内不摔倒的可能性很高，但不会为零（即完全不会摔倒）。如果你没绑鞋带，而且它们还很短，你可能仍然可以在不摔跤的前提下走上百步，这期间假如真的摔了，也许你就不会再次尝试了。然而，如果松开的鞋带很长，你肯定会在百步以内多次跌倒，但是你也不可能每一步都跟跄。

正如上例，在各种因素的影响下，摔倒的概率或低或高。走路不摔跤的完美情况是不可能的，也不存在每走一步就摔一步的情况。有的只是形形色色的可能性。

基因对发育的影响如同鞋带对摔倒的影响。初生婴儿心脏穿孔的可能性很小。然而，仅在美国，每年就有数千名婴儿在出生时出现心脏穿孔，这表明这根"遗传的鞋带"已经松了。在心脏发育基因的某个地方，存在着一些不该出现的情况。这根"鞋带"可能很短，但它肯定松了。

如果你觉得这种说法有些奇怪，不妨想象一下：有些初生婴儿体内的血液天生就会往错误的方向流经循环系统。这是一个必须立即纠正的严重问题。血液循环系统是一个闭环系统，原则上，即便血液循环系统翻转过来，血流也会到达正确的位置：用肺里的氧气清理一番，然后送到组织各处，最后返回肺部，吸收更多氧气，诸如此类。但这个过程颠倒过来就不能有效运作了，因为血管和心肌要满足不同系统的需要和压力，其结构功能都已是定数。心脏的右侧只会将血液泵到肺部并送到心脏，其强度不足以将血液推向全身。此外，肺动脉的构成与主动脉不尽相同：肺动脉主要负责把血液送到肺部，而主动脉通常将血液送往全身。如果它们的角色互换，两者都难以发挥作用。

如今的医学成就如此引人瞩目，部分儿童患有这种疾病——一般被称为大血管移位——现在也都可以得救了。医生必须切开几根血管并进行对调，使其强度、厚度和弹性与血液正常流动时必须承受的负荷一致。这必须在婴儿的心肺完全分流之后才能进行，所以对出生仅仅几小时或几天的婴儿实施手术是非常危险的。如今，大多数孩子确实在手术后活了下来，而且过着相对正常的生活。被大自然搞砸的事情，现在医学可以挽救回来。

虽然心脏穿孔、转移血管这样的情况关乎生死，但这些缺陷在心血管系统中实属罕见，更为常见的是微小畸形，它们也一样能危及性命。其中一种称为"接合"，血管会因此呈现奇怪的情况，动脉会变得非常大，与静脉互相形成短路，让循环血液无法有效流动。如果这些毫无用处的血管长得足够大，可能会致命。它们不断接纳大量的血流，做着无用功，这样一来血管就容易充血，即便遭受轻微损伤也可能导致大量失血。

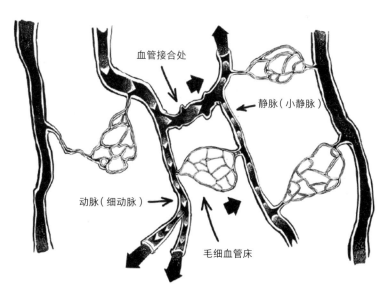

图19 血管接合现象，它将血液从动脉直接分流到静脉，不流经毛细血管床。血管接合使周围组织缺氧，进而导致接合现象加剧

虽然许多接合现象都是无害的，但其本身并不能缓解这个问题。在这些聚合成团的组织给身体带来严重的健康威胁之前，必须把不断生长的病灶去除。某些最危险的接合会形成分支，最终血管会互相缠绕在一起，形成一张杂乱的网。在过去，血管接合时常会有致命的危险，而且往往会让人身体衰弱。如果放任不管，接合的部位会随着时间的推移越来越大，形成一个不断膨胀的充血肿块。因此，人们会通过手术将其移除，或在其体积非常小的时候通过辐射将其破坏。然而，一旦肿块不断增大，被切开的血管就会在凝血前喷涌大量血液，修复的危险性也会随之增加。

这些不容易被发现的结构一旦形成，就会疯长。这些毫无用处的血管吸收了养分，让周围组织一反常态地缺乏富氧的血液。正常的动脉负责从心脏和其分支输送血液到毛细血管进行气体交换，而毛细血管则将宝贵的氧气运送到身体的各个组织器官，接合的动脉只会直接把一种血液分流到另一种血液中，尽管每秒都有大量血液快速通过周围组织，但氧量却被大幅削减，这种情况被称为缺氧（hypoxia）。缺氧的细胞为了应对这种状况，会分泌一种激素，促使接合血管进一步生长。血管体积变大，甚至可能形成分支，这导致更多组织缺氧，这样的死循环会一直周而复始。

跟许多发育缺陷一样，没有人知道接合的形成原因与方式，反正事实摆在眼前。这是我们发育基因和组织结构中一种更加糟糕的生理设计——这基本上就是"鞋带松开"的情形了。

◎　　◎　　◎

尾声：准备伏击我们的野兽

很多人都不会患上过敏症，也不会中风，还有幸躲开了让人毛骨悚然的自身免疫疾病，但只有癌症是一头会一直潜行在我们身后的野兽。如果你活得够久，患癌的概率就是百分之百。如果你并非因为其他原因死亡，最终是会得癌症的。

人类的癌症发病率正呈现飙升的态势。这在很大程度上（虽然不仅是）是因为人本身没有因为其他原因死亡，因此活得更久，于是就患上了癌症。此外，所有多细胞生物都有患癌的风险。人类并不是独一无二的患癌者。人类的患癌率高于一些动物，却又低于另一些动物。

人类的长寿导致患癌概率高于以往，除此之外，癌症并没给人类带来多少特别之处。那么为什么要谈及癌症，为什么不跳过这部分内容，就像我略过了动脉粥样硬化症一样？

因为癌症是自然赋予我们的终极缺陷和根本特征。没有了癌症，有性生殖、DNA和细胞寿命都不可能存在。事实上，这种普遍的情况最终发展成极端，成为自然的一种缺陷——一种影响人类及其他许多生物的生理缺陷。

正如自身免疫疾病的自发性一样，癌症也是我们细胞的产物。当细胞对自己的行为准则感到困惑，开始不断增生并逐渐失控时，就会发展成癌症。在实性肿瘤的案例中，细胞脱离正常机制最终形成肿瘤，它失去了正常功能，压迫宿主器官。无论何种癌症，癌细胞往往都会扩散到其他组织并将其取缔，直到身体无法承受。所以癌症在本质上就是一种细胞生长不受控的疾病。

　　如果身体有需要，大多数细胞都有不断生长、分裂、繁殖的能力。有些细胞总在生长，比如皮肤、肠道和骨髓中的细胞；有些基本上从未分裂过，如神经元和肌肉细胞；有些则处于长与不长之间——并不经常分裂，但在伤口愈合或组织保养的时候能够发挥作用。因此，细胞必须调节自身的增殖，在身体需要时增加，在不需要时停下。一旦细胞无视这个规则，继续不断增长时，癌症就出现了。就这个层面而言，这种疾病就是细胞堕落的结果，癌症让它们自生自灭，放弃自己应有的角色，只管专心增生和扩散。

　　我有一次坐飞机，旁边的乘客是本笃会神父，名叫格雷戈里·莫尔曼。交谈之中，我说刚参加完一个癌症研究会准备回家。他是博学之人，对这方面的内容十分着迷，并就我的研究和癌症本身的性质提出了许多问题。之后，他说了一番关于癌症的动人言论，在此，我尽量完整地复述一遍。

　　　在我看来，癌症是魔鬼在生物身上的终极体现。

　　　癌症不是细菌或病毒攻击的结果，不是身体受到外

力破坏的结果。其实它就是我们自己。我们的细胞
仿佛受到了邪恶力量的诱惑，忘记了它们在我们体
内的合理定位，开始独断专行。它们逐渐变得自私，
夺取自己想要的一切，也不给其他组织器官留有半
点儿余地。它们从不满足，所以会越长越多，扩散
到其他区域，继续增殖、掠夺和杀戮。我们知道的
对付这些堕落细胞的唯一方法就是让我们自己病入
膏肓，因为攻击癌症就是攻击自己。要对抗这个已
经掌控我们肉体的恶魔别无他法。所以，我一直非
常尊崇肿瘤学家和癌症研究人员，你们就是致力于
对抗邪恶的战士。

神父的这段话让我沉思，也让我铭记在心。碰巧，所有
关于癌症的文章或文本的开头段落都会提出相同的内容，与
他这段既诗意又极为简洁的独白几乎一模一样，只是配上了
更多临床的、不那么有趣的措辞。癌症确实是大自然设计出
错的结果——生物自己的细胞发生故障，严重到能够杀死整
个机体。但也有例外：人乳头瘤病毒（HPV）会导致宫颈癌。
只有少数癌症病例是由病毒引起的。

癌症如此顽固的原因有二。其一，正如莫尔曼神父所言，
癌症并非外来入侵者，而是我们自己的细胞出了错，因此很
难找到能够在保留正常细胞的同时又能对抗癌细胞的药物。

其二，癌症是一个循序渐进的过程——通常还十分具有攻击性。癌细胞会不断变异，这意味着它不会一直维持着同一种疾病状态；相反，它会增长、变形、侵入，最终会遍布全身。起初有效的治疗方法最终会失效。如果一个肿瘤里含有1 000万个细胞，医生通过放射和化学疗法杀死了99.9%的细胞，那么仍然会剩余很多细胞能够重新长出肿瘤——这颗新的肿瘤更具攻击性，并且能够抵抗所有曾经用于消灭它的方法。

到底是什么导致身体的细胞开始失控地生长？事实证明，身体中几乎每个细胞都会偶尔发生突变，这是DNA序列随机变化的结果。某些病因是由于周围环境中大肆侵袭我们的毒素引起的，但主要还是由于细胞复制DNA期间出错导致的。每天有数十亿个细胞分裂，所以每天也会产生数以万计的错误。

这就是大多数癌症的开端。身体每天都会发生成百上千次永久性突变，其中一种突变会导致基因使细胞从正常的增生状态转变为癌症。这种突变十分随机。所谓的癌症基因其实并没有特别到更容易产生突变。大多数突变基因都不会让细胞癌变。然而，总有某些基因确实发生了癌变，于是细胞从此不受控地生长。

发生这种情况时，物竞天择、适者生存这个道理就会成为现实。如果突变细胞的生长速度比正常细胞快一点儿，那么其细胞复制的数量将远超正常细胞的分裂数量。因为

DNA 在不断复制，也就是说出错的可能性会更高，因此增长速率的提高也加速了突变。这些错误中的大部分都不会有影响，但偶尔也会发生随机的突变，进而促使细胞更快癌变，也会更快地分裂，其后代数量也将再一次超越其他细胞。癌症就是在连续不断的突变、竞争和自然选择中形成的，某些肿瘤的癌变在体积增大到足够被发现之前就已经存在了。

癌症既是细胞分裂过程中的缺陷，又是细胞分裂的特征，所以人们普遍认为它是多细胞生物生命中必不可少的一环。只要生物的细胞构成不止一个，协调细胞增殖的问题就随之出现了。细胞分裂以及伴随而来的 DNA 复制都是一场危险的竞赛。你参与得越多，输的可能性就越大。除非人体能设法获得完美复制自身 DNA 的能力——如果有的话，也是一个生物学上的白日梦——如果人们的寿命够长，癌症将会伺机而动，在生命的某个节点发起进攻。

癌症在某种意义上是生命中必不可少的副产品，这未免带有讽刺意味。进化带来的一切辉煌都是突变使然。细胞随机复制的错误带来了多样性和创新性。从进化的角度来看，突变给遗传提供了多元性，这有利于血统的世代长存。总之，突变是生物体系最终的特征，也是最终的漏洞。

所以，进化与癌症之间的平衡让人惴惴不安。突变是癌症的祸端，而癌症导致个体死亡，但它也带来了多样性和创新性，这有利于人类的发展。例如人类和大象等生物的发育期长达数年，然后才能进行繁殖，因此我们必须积极地保护自己，免受癌症侵害，以免在生育之前死亡。如小鼠和兔子等寿命较短的物种，它们的防癌屏障效率低下，却仍然可以承受频繁的突变。的确，最终所有人都会患上癌症，但这是一种妥协。进化的过程不会在乎即将死于癌症的人。为了源自突变的多样性，这是一个值得做出的牺牲。

路易斯·托马斯（Lewis Thomas）有言："稍微犯错的能力是 DNA 真正神奇的地方。如果没有这种特性，我们到现在都只会是厌氧菌，更别谈创造音乐了。"

第六章

容易受骗的物种

为何人脑只能理解少数事物？为何我们会轻易被视错觉迷惑？为何思想、行为与记忆常有错乱？为何进化会奖励冒险做傻事的青少年，尤其是男性？……

在一本关于人类弱点的科普书里看到关于大脑的内容，着实耐人寻味。毕竟人脑是迄今为止发现的地球上最强大的认知"机器"。当然，人工智能在棋类比赛上能胜过我们，但人类在很多方面仍然胜其一筹——甚至胜过专门设计用来思考的机器。

人脑用了 700 万年实现了质的飞跃，进化速度以指数级增长，已远远超越了我们栖息在森林里的近亲黑猩猩。人脑比黑猩猩的大 3 倍多，但大并不是最主要的区别，因为人脑主要的进化只发生在几个关键区域，其中新皮质这个进行复杂推理的区域尤其发达。我们的"信息处理中心"空间比其他物种更大、互联性更强。人脑是如此敏捷聪慧，连超级电脑也不能与之相提并论。

大脑之美在于其原生的计算能力，亦见于其自我训练的能力中。现代人依赖形形色色的正规教育体系提升自我，但最紧凑深刻的学习其实都不是发生在校园之中。以语言习得为例，其深奥程度并非课堂可授，其细微差别也非教材可释，但神奇的是，人不费吹灰之力就能学会一门语言，纯粹依靠这颗奇妙的大脑去收集、整合、加工信息。机器学习再高效，也完全不能企及。谷歌翻译作为今天最高端的大众翻译引擎，可以被任何一个掌握双语的人随意把弄。短短几个月的授课就能让一个人成为翻译，比速度最快的电脑翻译还要出彩。

但金无足赤，人脑容易混淆事物、上当受骗，常常心猿意马。人脑要掌握低级技能举步维艰，学习高级技能组合也进退维谷，越是思考，就越会受到古怪的认知误差和偏见的困扰，无法理解这繁复的世界。一方面，它对某些外界输入过于敏感，却对其他存在视而不见；另一方面，它又很死板，墨守成规，比如连最基本的逻辑都不甚符合的教条和迷信（例如占星术），但一个毫不起眼的小故事却能塑造它针对一个问题的世界观。

偶然的意外让大脑功能受限——能力有限的计算工具出现无法解释的无能为力——而其联结方式则带来了其他限制。古人类与现代人的生活方式不尽相同，但人脑的力量和灵活性始终在不断演进。在过去的 2 000 万年里，人类继承了猿类的血脉。在大约 20 万年前，古人类的身体结构开始出现现代人的特征，并在约 65 000 年前开始转向现代生活。人类自步入文明以来没有经历太多遗传变化，而身体和大脑则要演化，去理解一个不断变化的世界。以往的心智只求温饱，今天它却演化成用于完全不同的目的，要理解诸如哲学、工程、诗歌等事物。

人类进化最关键的时期称为更新世，也称"文明的曙光"，它始于约 260 万年前，直到 12 000 年前最后一个冰河期结束为止。到更新世末期，人类的足迹已遍布全球，大多数主要种族群体已经初具规模，农业正在各地萌芽。当时的生物基因与现在的几近相同。

换句话说，在过去的 12 000 年中，人体和人脑没有太大的改变。有人说我们不适应今世，反而适应了更新世。也许正是如此，我们看待世界的方式更加明晰了。

错觉填空

奇趣屋、博物馆、马戏魔术，甚至观察咖啡桌上摆设的几本书都会让我们产生视错觉。当然，我们还得把互联网算上。这些视觉把戏让人眼花缭乱，是因为它们让我们有认知失调的感觉。我们知道不对劲，因为我们的大脑无法成功地继续给问题找到解决办法。这很有趣，但让人头晕。如果大脑处于长时间的混乱状态，大部分人必定会心烦意乱。

视错觉足足有十几种，以下几例为典型：客观上不可能存在的现象（比如一个叉子有 3 个叉尖或 4 个叉尖，取决于你看的角度）；一条完美的直线在我们的眼里却是曲折的、断裂的；一幅静止的二维图也会让人看出纵深和动态；甚至有一些斑点或图像，会因你移动眼睛的方式而若隐若现。上述每个视错觉都有可供解释的机制，内容上略有不同。当缺失必要信息（或出现误导）时，大脑一般会专注于往缺失的部分"填空"，力求构建一个虽不精确但足够完整的图像。脑部感官传递的是"原装"信息，有时甚至原始到无法理解，大脑必须将其拆解成连贯的画面。电脑显示器的输入信号也不过如此,由一大堆电子转化成 1 和 0,由显卡滤掉模糊参数,重构"高清"图像。

和显示器不一样,人脑拥有惊人的从收集的所有信息中推理的能力。这种能力在多数情况下都能派上用场。例如,我们能轻易地辨认别人的脸,因为相貌不同,大脑瞬间就能发现这些细微的差异。人们绞尽脑汁却记不住一个名字,一张脸倒是忘不了,而许多人仅凭朋友的眼鼻这样的单一特征即可识别其相貌。这是因为在语言发展之前,漫长的更新世使面孔成为社交的关键。人类依靠"看脸"来相识和交流。这让人在无生命物体上看到"脸"也会感到莫名兴奋。

早期的人类勉强能实现温饱,因此,从简单的图像中得出推论,根据过去的经验预测未来,以及只凭信息片段来判断全局的思维能力都是举足轻重的,往往攸关性命。但这个强大的特点偶尔也会让我们误入歧途,在脑海中制造出不准确的画面。

视错觉之所以妙趣横生,恰恰是利用了这些脑力。一般带有尖角或锥形边缘的交替或联锁图案,看着在动,实则静止。但只有以相反或交替方式排布时才会产生如此"奇效"。提高图像的对比度后,效果更是增色不少。人脑把这种"动感"归因于一种相当巧妙,许多生物共有的神经创新带来的神经副作用:对运动物体的感觉会被大脑一一"调平"。

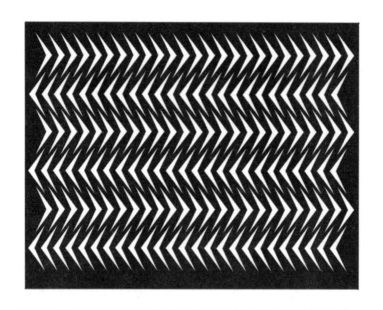

图 20 交替式图案能唤起人脑中的运动感，因为大脑通过双眼捕捉静态图像，从而造就了顺畅的"动图"

视网膜中的神经元会捕获视觉信息并尽快将其传递给大脑，却做不到即时传递——所以我们眼中所见，是大约 1/10 秒前的世界。成像延迟的原因是由神经元发射的最大频率的限制造成的。

假设视网膜中的所有神经元都运作起来（因为它们同时发送信号），便会达到闪变熔阈（flicker fusion threshold）：一种速度超过双眼能力范围的发射频率。一旦眼睛的检测速度跟不上视觉信息的变化，大脑便会将这些信息"调平"，以稳定对运动物体的感知。我们实际上并没有真正看到，而是推断事物在"动"。眼睛能快速"取景"，即使在昏暗的光线下也可达到每秒约 15 次捕捉画面，随后传到大脑，视觉皮质即可创造出顺畅的动态图像，就像用胶片摄影机播放老电影一样。

这一说法不是随便做的类比，事实上，大脑接收的许多视觉介质均以快速闪烁的形式传递。举个例子，电视和电影里有帧频（或帧速率），即每秒显示的帧的数量，一般在 25~50 帧。只要帧频速度快于双眼接收画面的速度，大脑就会将所见"调平"，并产生流畅运动的感知。如果帧频稍慢，人眼就能看到电视节目和电影的"真容"了：一幅幅来回闪烁的画面。狗和猫不看电视，是因为它们的视网膜神经元比我们的灵敏许多，它们能看到屏幕上的闪光。换位思考一下，这必然是件头疼的事！鸟类比哺乳动物具有更高的闪变熔阈，所以捕猎游鱼飞虫等行动快速的猎物也不在话下。至于猿类和包括人类在内的灵长类动物，尽管色彩视觉超凡，但其闪变熔阈相当低，手脚麻利的猎物通常不是优先考虑的目标。（而人类习惯持久性狩猎，更多靠的是耐力和智慧，速度次之。）话说回来，即便我们比其他动物慢，但人脑确实依然会在静止图像上产生运动错觉。

看到一些特定图案时，这个负责"调平"运动感知的器官就会失灵。大脑在接触特定图形的时候才会被骗。棋盘的方格十分复杂，但通常不会引发运动错觉，让我们"运动成像"功能受阻的恰恰是那些摆成向前突进状的锐棱尖角。试想这样一幅画面：在开阔的稀树草原上，视野宽广处突然出现了一个尖头尖脑的东西，不禁让人更加觉得它会动，我们的大脑已顺应了这种规律。

画家们一直深谙此道，"脑尽其用"地在作品中创造运动幻觉。比如一幅历经140年的油画，应该寂然如水，但埃德加·德加（Edgar Degas）的许多杰作都给观者以独特的质感，让人们觉得画中人物仿佛在动。他的杰作《调整舞鞋的舞者》便是静中带动的。

视觉容易犯错，但这个天生的缺陷绝非唯一的心智特征，那些最显著的缺点就更不用说了。懂得计算是人脑中最"人性"的特征，它非常发达，却错误百出。这些错误被称为认知偏差，它们足以让大脑乱作一团。

天生的偏差

认知偏差一词指理性或"正常"决策的系统性崩溃。这类缺陷得到心理学家、经济学家和其他学者的极大关注，他们试图剖析，像人脑这样先进到令人惊异的系统怎么也会出现这种令人难以置信的故障，既屡见不鲜又在意料之中。

人类的大脑是逻辑和理性的奇迹。人类在儿童阶段就能演绎、推理并学习"如果／那么"的简单逻辑。基本的加减乘除作为天赋，从本质上来说也是一种逻辑的实践。并不是说理性永远与我们同在，但总体而言，人类的思与行都以逻辑优先。我们期望大脑理性运作，却总是事与愿违——认知偏差奇怪的地方就在于此，需要人们悉心钻研。

过去几十年，经济学的一个子学科——行为经济学蒸蒸日上，它的出现为探索认知偏差提供了平台。行为经济学的创始人之一丹尼尔·卡尼曼（Daniel Kahneman）也因此获得了诺贝尔奖，并在他的畅销书《思考，快与慢》（*Thinking, Fast and Slow*）中展示了多种偏差类型，具有重叠定义和共同起源的认知偏差足有数百种之多，下分三大类：第一，影响信念、决策和行为的偏差；第二，影响社交互动和思维偏见的偏差；第三，记忆歪曲导致的偏差。一般来说，认知偏差是大脑为了方便理解世界而走了捷径的结果。为避免事无大小都分析一番，你的大脑会根据过往的经验建立一套规律，帮助你更快地做出判断。人脑一直将节省时间定为最优先的考虑，已经演化到可以无时无刻节省处理信息的时间。心理学家将形形色色节省时间的技巧称为"启发式"（heuristics）。

欲速则不达，进行快速判断的大脑经常会出错，这点在意料之内。这样的话，看到大脑在大部分情况下的优秀表现，依然以犯错来衡量脑部是否有设计缺陷显然有失公平。毕竟局限与缺陷不能画等号。

认知偏差之所以成为缺陷，并非因为用脑过度，而是反复犯错成为定式。更糟糕的是，它们根深蒂固，不可修正。即使人们知道他们的大脑出错了，即便他们有一切纠错所需的信息，他们依然频频犯错。

我们经常重蹈覆辙的一种错误被称为确认偏见。这是人类特有的倾向，喜欢先入为主地来解读信息，将其用于确认自己已经相信的内容，而不能做出公正客观的评估。确认偏见的形式也可以有多种：选择性记忆、归纳推理犯错、完全否认证据存在矛盾等。所有这些信息处理的误区在人身上都有体现，但人通常看不到自己身上的问题，即便有人指出来也是一样，但要是在别人身上看到自己又会感到非常沮丧。

无论眼前的信息如何变化，人们的政见以及对社会政策的看法一旦定型就无法改变。举个典型的例子：社会学家召集一群随机被试，向他们展示了两项（捏造的）研究结果，前者证明死刑是对暴力犯罪的有效威慑，后者则相反。研究人员随后要求被试评估每项研究的质量和相关性。[1] 结果发现，被试对符合己方观点的研究都予以高度评价，对与己方立场相悖的研究评价则较低，有时还会说出他们不认可研究的局限性，而这些局限性在他们认可的研究中同样存在。在其他试验中，科学家通过给被试有关平权运动和枪支管制两大热门政治话题的虚构研究结果来进行进一步的研究。[2] 试验虽是虚构的，但却比任何真实的研究更全面、更有效，结果更清晰。结论还是一样，只有结果符合被试的观点时，参与者才会对试验冠以"精心设计"的高度评价。[这项研究反映了另一个关于确认偏见的事实：政治中满是偏见，这就是为何没人因为脸书（Facebook）上的几句争论而轻易改变他们的政见。]

确认偏见的另一种表现形式是"福勒效应"[3]，以心理学家伯特伦·福勒（Bertram Forer）命名。1948 年，他对一群毫无戒备心的大学生做了一个如今颇为知名的心理学演示。福勒教授让学生们参与了历时长久的人格测试和兴趣诊断，告诉他们会根据测试结果生成一份完整的个性描述。一周后，他为每个学生提供了一条"专属"评语，用一系列话语描述他 / 她的个性。以下是其中一位学生收到的评语内容：

- 你非常需要他人喜欢和欣赏你；
- 你有批评自己的习惯；
- 你有太多未被挖掘的能力未变成你的优势；
- 虽然你有性格缺陷，但有能力弥补；
- 你为了适应性别，给自己带来了麻烦；
- 你在外自律自制，却感到担忧和不安；
- 有时你会对正确的决定或做对的事表示严重怀疑；
- 你喜欢一定的变化和不同，受到限制时会不满；
- 你为自己能独立思考而自豪，如果对方的论证不能让你信服，你就不接受别人的说辞；

- 你发现对别人过于坦诚是不明智的；
- 有时你很外向、和蔼、懂社交，有时又很内向、谨慎、保守；
- 你有些愿望显得不切实际；
- 安全感是你人生的主要目标之一。

实验结果如下：所有学生在不明真相的情况下都收到了同样的性格描述。不知情是试验的关键。在收到"个人"和"定制"的个性描述后，学生需要按从 1 到 5 的等级评定其准确性，最终整体平均得分为 4.26。如果你像我一样，你可能会觉得上述报告对你的描述很准确。确实如此，这些结果对所有人来说都相当准确，因为其描述要么模糊不清，要么泛泛而谈，只要不是精神病患者就都能适用。比如"安全感是你人生中的主要目标之一"。谁能摇头说不是呢？

你在阅读那些为你"量身定制"的描述时，其实并没有批判性地评估它们，了解文字真正在说什么（或者没有说什么）。这些描述反倒好像已经证实了你对自己的看法。当然，如果学生被告知他们只是在看一串随机写上去的人格特征，就会注意到，有些描述其实并不符合自身。就是因为标榜"量身定制"，学生便轻信了所见。

大脑的信息处理能力出错恐怕会让我们惹祸上身。占星家、算命者、灵媒、巫医这类人都掌握了"福勒效应"的要义。只要稍加练习，一个街头小贩也可以仅凭他脑中的依稀记忆编造一个让人感到细节精准、异常正确且放之四海而皆准的故事。重点是，听者却变成了倒霉鬼，还不得不去相信这个故事。有鉴于此，"福勒效应"也以马戏团老板巴纳姆之名常被称作"巴纳姆效应"，他说了一句家喻户晓的名言："每分钟都有一个蠢蛋出生。"考虑到确认偏见有多普遍，巴纳姆的这句讽刺严重低估了确认偏见的威力。因为目前全球的出生率居高不下，每分钟就有250个"蠢蛋"出生，也就是大约每1/4秒就有一个"蠢蛋"呱呱坠地。

制造记忆

人脑的逻辑思维严丝合缝，其记忆能力也堪称奇迹。从初中记住的世界各国首都名称，到小学死党的电话号码，到旅行、电影和情感经历的一幕幕生动回忆，数十亿条信息在你的脑海中活蹦乱跳。然而，这么一个了不起的人类特性也满载着错误。

大脑形成、存储和读取记忆的方式有各种缺陷。历久经年，生动的回忆一幕幕闪过，大部分人都有回顾以往的经历，后来通过录音以及与他人对比记录却发现一段段回忆其实非常不可靠。有时，人们会把旁观者的经历误作第一手体验；

他们还可能将记忆转移到不同的时间或地点，或者改变事件的参与者。

这些小错误看似无害，但可能会产生重大影响。为了寻觅它们的踪迹，我们不妨将目光放到刑事司法领域。

如果在案件中，检察官能提供目击证人，定罪就是铁板钉钉的事。既然目击者确认某人是案件中的袭击者，那又怎会出现错认的可能？如果目击者从未见过被告或被害人，他又怎会撒谎？

从事法医心理学的研究人员在目击者证词的可靠性上有了惊人的发现。警察和检察官如何追查和提供证据，我们不得而知，但过去至少30年的研究表明，目击者的证词十分偏颇，经常漏洞百出，在涉及暴力犯罪时更是千差万错。

通过模拟实验，心理学家证明记忆在事后很容易被扭曲，这能让我们看到许多目击者的大脑出了什么问题。研究人员招募了一些志愿者，并将他们随机分成两组。两组人从固定、有限的角度观看模拟暴力犯罪的视频，此时他们形同案件现场的目击者。随后两组需要对袭击者进行外形描述，其中一组单独在房中逗留了一小时，而另一组则看到了几个"犯罪嫌疑人"，并被问到能否识别犯人。研究人员在其中设了一个小圈套——队列中并没有"犯罪嫌疑人"，但有一个人在身高、体型和种族特征方面与目击者的粗略描述非常符合。目击者们经常会将此人认为犯人，而且在绝大多数情况下，目击者"非常肯定"他们的辨认是正确的。

当然，这是个令人不安的结果，但麻烦事还在后头。一段时间后，两组志愿者需要再次描述犯人的外形。没有看过"犯罪嫌疑人"队列的组员提供了与之前相同的描述。但另一组中的大部分人都给出了更详细的说法。看过"犯罪嫌疑人"的队列或多或少加深了他们对犯人的记忆，描述中增加的细节始终与队列中扮演"犯罪嫌疑人"的演员相符，而不是他们所见的实际犯罪嫌疑人。当研究人员向目击者询问他们对犯罪过程的记忆时，他们发现目击者尽量在老老实实地说自己的回忆。他们的记忆已经被歪曲了！

之后，这项研究以各种耐人寻味的方式进行了延伸，并改善了美国大多数州在犯罪嫌疑人辨认方面的安排。目击记忆方面的专家认为，对嫌疑人队列进行指认的唯一有效方法就是让每个人参与其中，包括真正的嫌疑人和"陪演"（即有偿演员），以目击者所提供的外形描述为依据进行逐一比对，直到完全匹配。如果目击者的描述不完全符合（这种情况经常发生），陪演的外形则必须与嫌疑人相符，而非依据证人描述。此外，待指认队列中的醒目标记，甚至衣服都必须尽可能地相似。疤痕和文身要覆盖起来，因为如果目击者记得犯人颈部有文身，而队列中只有一个男人有颈部文身，即便他是无辜的，也很可能被指认。目击者每看到一张新面孔，总会重新回忆、编辑犯罪事件的记忆。区区一件衣服就可以干扰这种记忆编辑，这一切都在目击者本人毫无知觉的情况下发生。你相信吗？虚假记忆与真实记忆一样逼真，实际上，前者要更加逼真！

旁人的记忆靠不住，自身经历的记忆更是糟糕。比如，个人创伤容易受到记忆扭曲的影响，单一创伤事件的案例中就有这样的记载，比如性侵犯事件。处于战争这种持续的压力下，则会导致多发性创伤。创伤性的记忆扭曲颇为常见，人们脑中存留的感受往往比真正的经历更加痛苦。所记住的创伤越多，PTSD（创伤后应激障碍）的症状便会随着时间的推移越发严重。

这无疑加剧并延长了创伤之痛。举个例子，研究人员在"沙漠风暴"行动的参战老兵归来之后的一个月、两个月内分别询问他们某些创伤体验（如躲避狙击手袭击、坐在濒死的士兵身边等问题）。88%的老兵对至少一个创伤的反应都与起初的截然不同，有61%的老兵至少改变一次态度。重要的是，这些变化的大部分说法从"这件事情没有发生在我身上"变成"曾经发生在我身上"。这种过度记忆[4]与PTSD的加重有关。

我的同事，供职于约翰·杰学院（John Jay College）的德林·斯特兰奇（Deryn Strange）教授带领研究人员通过一系列巧妙的试验展示了这种记忆扭曲的现象。[5]他们安排被试观看一部真实的致命车祸短片的详细图解，短片被空白镜头分割成一个个场景。空白镜头是已删除的片段，代表一部分缺失的场景。其中一些是创伤性的（比如车上的孩子大声呼喊父母），而另一些则是非创伤性的（救援直升机到来）。24 小时后，观众返回，研究人员突然要他们参加一次测试，检查他们对所看片段的记忆，以及他们的想法和回忆情况。

测试结果显示，被试在识别他们实际所见场景的能力方面得分不错。然而，在全程大约 1/4 的时间里，他们"认出"了实际上从未见过的场景。相比非创伤性的场景，他们更有可能过度记忆了具有创伤性的场景，还对此深信不疑。

此外，部分被试自称出现了类似 PTSD 的症状。他们越是想避开任何会让他们想起这部短片的元素，创伤场景越是挥之不去。有趣的是，那些患有类似创伤后应激障碍的人虽然未看过视频中的创伤片段，但相比其他人而言，过度记忆的可能性会更大。这进一步证明了 PTSD 与记忆扭曲之间确实存在联系。

这种一直存在的记忆形成的怪癖需要一种解释。大脑拥有精妙的认知能力，却为何选择夸大过去的创伤来伤害自己？这仅仅是个错误吗？人脑好不容易才进化出如此复杂的认知，难道会在情绪的压力下不堪重负而犯下低级错误吗？

极有可能！不过更有趣的解释还在后头。这种虚假记忆的形成过程可能是为了"适应"而造成的。创伤回忆被放大，在某种程度上也能强化对危险的惧怕心理。恐惧是一种强大的刺激因子，也是非常重要的避险调节机制。通常情况下，如果不是反复处于恐慌之中，人们的恐惧和厌恶情绪终究会消退。随着时间的推移，对创伤性事件记忆的奇怪癖好会愈加深刻，足够抵消恐惧逐渐消失的正常趋势。所以再看这个问题时，我们会发现，这是个缺陷，但也有其积极的一面。

常胜的赌场

人类要准确地记住过往很吃力，要评估当前体验的失误也许更糟糕。当考虑到这种基本技能对全人类的生存和繁荣是何等重要时，下述情况是令人相当惊异的。

人的一生会不断受到周遭如潮的信息轰炸，你只能进行无数次迅速的抉择来应付这种直冲感官的"信息风暴"，当然，你也希望自己做出更多有利的抉择。要做到这一点，你必须赋予人、事、物、想法和结果以价值。大脑会替你衡量各种结果的价值，并决定是继续"增值"还是"保值"，而不是单纯地消耗。

心理学家和经济学家一致认为，赌博是人类衡量价值方式弊端最纯粹的表现，尤其是金钱的价值。大多数人不善用钱。金钱来得快，去得也快，要想探索有关如何处理估价问题的深刻真理，赌博是个令人难以置信的途径。心理学和经济学大量研究的重心也落在人类如何在赌博时做选择这个问题上。

这不仅是个学术问题，还渗透到各个领域。可惜学者们从赌徒身上得出了这样一个结论：赌桌上的选择形同生活中的选择。

大多数赌场新人对赌博的基本逻辑一窍不通。当然，赌博行业一开始就是不合逻辑的，因为胜率总是偏向赌场一方，这点人尽皆知。赌博者明明清楚赌场的利润从他们身上而来，却依然参赌，大概是因为觉得体验其中的刺激对他们而言更有吸引力。他们看重赌博的体验，认为赌博无非是一种嗜好，跟打高尔夫球、看电影之类的别无二致。在赌桌上输的钱就当一笔入场费，没什么大不了的。人们从接触赌博的那一刻开始，就明白他们享受的是在赌局中碰运投机从而赚得盆满钵满所带来的快感。

但赌博与其他娱乐不同，它的关键在于：赌徒会持续为此付出过高的代价。从赌场出来的赌徒十有八九都会输得"超乎想象"。刚入夜的时候，假如你在赌徒进场前问他们准备输多少钱，在出场后问他们输了多少，会发现他们输的钱往往会超过自己设定的上限。事实上，如果那一夜事先告知赌徒将要输掉的实际金额，大部分人都不会踏进赌场半步。人们喜欢在赌桌上寻刺激也许不无道理，输钱之后总能给出相似的解释：只是为了找乐子！这种事后诸葛亮的说辞，促使他们否认自己做出的错误选择。

赌博中出现的选择错误证明了人类存在心理缺陷。也许最具启发性、最耐人寻味的，正是赌博与生活中的方方面面都具有相似性。

许多赌徒在晚上开始赌博时，身上只带着预期可以输掉的钱。假设一个人带着 100 美元进场，他坐在赌注下限为 5 美元的 21 点牌局桌边，投下一两注筹码，这样有得有失。如果他手气好，往往就会发生奇怪的事，手会不受控制地投下更多赌注。这是赌场中最不合逻辑的事情。如果你发现自己只剩下 50 美元，但每注不再是 5 美元，而是 20 美元，那么只需要两三次手气不好的情况就会把你预期 10 次才会输掉的钱全输光。如果你玩久了，就会发现赌场才是最终的赢家。你在赢钱的时候增加赌注，这样你就加快了把赢得的钱归还给赌场的速度。

如果你发现赢了不少，就应该减少投注来庆祝自己的好运，而不是投入更多。如此一来你就有机会赚上一笔，无须铩羽而归。当然，真正的赢是在你手气大好之时全身而退，但没几个人能做到这一点。毕竟明智、理性的人一开始就不可能出现在赌场。

赌场深谙此道。如果出现了一个财运连连的幸运儿，赌场一方又将如何反应呢？赠送免费饮料！如果继续获胜，奖励就是一张高级自助餐的优惠券。假如幸运之神仍然继续眷

顾他 / 她，他 / 她将获得免费客房一间。赢的钱越多，客房等级就越高。赌场希望用豪华套房的形式让这些挥金如土的豪赌之流感受到自己很有权势，而且很"重要"。

赌徒方才在赌场拿走了一大笔钱，为何赌场就甘于把这些厚礼慷慨赠予他们？答案是：确保他们寸步不离。赠礼越多，赌徒逗留的时间就越长，他 / 她就越有可能把赢到的钱吐出来。事实上，在钱包暂时变鼓的时候，赌徒有了自己已经掌握赌技的错觉。若非先知先觉，他输掉的钱将远超自己可以接受的上限。

无论人们如何谨慎坚定，一旦开始赢钱，理性判断就会随之失效。仿佛他们铁了心要把所得之利全部还给赌场，而他们恰恰就是这样做的。

这种行为缺陷也存在于日常生活中。你拥有的资源越多，做事越是粗心，越会让这些资源更快地离你而去。我们都知道那些长期身无分文的人之所以这样，都有其合理的原因，比如学生、低薪工作者，或者因家庭生活支出而负担沉重的工薪一族。当这些贫困户略有小财之际，他们会怎么处置这笔钱？他们会迅速挥霍，这已是司空见惯的事情了。

为何他们会这么草率？他们大可以将手中的这笔财富用于偿还挥之不去的债务，换新车或把公寓修整一番，购买耐用品或者进行理性投资，但赌徒们总会走歪路。他们把千金掷在锦衣华服、昂贵晚餐或放荡的夜生活上，毫无理性可言。挥金如土带来的快乐转瞬即逝，积累的债务却会一直无法还清。当不得不节省开支时，我们更会精打细算，但如果没有压力的话，我们就不太善于节俭。小额的意外之财只要能理性消费，即可提供长期收益，甚至通过其他途径来节流，但人们十有八九无法在偶得横财的情况下做出正确选择。

赌场中还存在着另一种尤为显著的心理缺陷，即"赌徒的谬误"。人们相信，如果一段时间内没有发生随机事件，则下一秒便极有可能发生，或者刚发生的随机事件短时间内再次出现的概率很低。假设事件之间互不相关，那么这就是一个彻头彻尾的错觉。赌博和生活中的方方面面一样，过往与眼前毫无瓜葛。

我去赌场（偶尔会去，因为我也不是完全理性的人）最喜欢的就是观察轮盘玩家。假设在一次打珠中，珠子落在"00"号处，则下一次旋转过后也有可能落在"00"号处。每次打珠落点的概率完全相同。相反，如果滚珠在反复几轮旋转后都未曾落在某一特定号码上，之后成功的概率也不会高于前几次。基本的逻辑就是这样。然而，但凡押中"00"号的玩家在接下来的数次打珠中都会避开这个数字。还有一种情况，如果同一个数字良久未被押中，赌桌旁就会有一个人在这个数字上反复下注。当滚珠落到该号码后，他又立即寻找另一个同样长时间没有珠子落下的号码再次下注。赌场很乐意列出轮盘上所有的中奖号码，因为它们知道这样做的意义不大，但正如这个喜欢假设的傻瓜一样，众多倒霉的赌徒都认为这就是窍门。

人们为何会迷上这些伎俩？他们会以为滚珠或轮盘知道前一次打珠的结果，会莫名影响下一次打珠的结果？他们当然不会意识到这一点。但他们确实认为宇宙更具理性，而不是纯粹的随机事件会产生的结构，"赌徒的谬误"根植于人类心智中，有时让人误以为那是直觉。如果一名女性连续诞下 3 名女婴，很多人都会相信下一胎是男孩。要是真为男婴，那就证实其直觉没错；如果还是女婴，他们会不忿地大喊："又是个女孩！这概率也太高了吧！"实际上生男生女的机会对半分成。3.5 亿颗精子争分夺秒地径直奔向卵子，成长为一个幸运的婴儿，而这个婴儿是不知道曾有 3 名女婴到此一游过的。每一次怀孕仿如抛硬币，硬币本身也不会意识到自己会被翻转过多少次——结果有可能连续 10 次正面朝上，抛到第 11 次时，概率仍然平分，正面仍会出现。

我们该如何解释"赌徒的谬误"从何而来？一言以蔽之：演化使然。人脑形如计算机，能进化出执行程序的"启发式"思维体系。"启发式"是大脑定下的规则，目的是迅速理解客观世界以帮助大脑做出正确的决策（希望是这样）。当你在观察时，大脑往往不自觉地将其夸大，并认定你的所见牵连着更宏大的客观事实。这项技能确实大有裨益。如果我们的祖先看到一头狮子匍匐在灌木丛中，也许会断定凡是灌木丛就会有狮子出没，以后碰到都得小心。古代人类单凭一点推断出一个更大的格局，或者可以救自己一命。

"启发式"思维虽然功效显著，但一旦遇到无边无际的信息量，这种思维捷径就有可能让我们力不从心。人脑先天没有理解"无穷"的能力，后天又为数学的有限性所困。例如，抛硬币的时候，我们知道概率会遵循平分的原则，假如连续出现 4 次正面朝上，人脑就会认为这个观察所得的信息数量有限，不知不觉地就会理解为：之前抛了 4 次正面，后续 4 次要是反面才符合概率平分原则。这种推测小数目的简单思维有助于早期人类的规律识别和学习，但在现代却不太灵光，在概率和大数字的数学面前更是无能为力。

说回赌徒，如果说见好不收还不够糟糕，那么人们在泥足深陷之际就真的更难以抽身了。多少次你听见有人说（或者自己说）："噢！只需要再来一局，我肯定能反败为胜。"更有甚者说："玩过最后几局，赌场还欠着我。"好像有个账本似的，扑克（骰子或轮盘）一定会找平衡，让输掉的赢回来，平衡之前的损失。然而，一切都要遵循真理。当你惨遭连败时，你得记住你继续输下去的可能性会更高，而不是有所好转，因为胜率高的一方一如既往是赌场。[6]

如果满盘皆输却无法抽身，那就是可能与之相关的、被称为沉没成本的谬误在作怪。人们在 21 点赌桌上输钱后仍沉迷其中，部分原因是如果不留下来试着扳回一局，输掉的钱就白白"浪费"了。当然，仅凭一局的运气而提高下一局的胜率纯属无稽之谈，但人们依旧一意孤行。沉没成本谬误被包装得漂漂亮亮，总会与理性的正常投资行为搭上关系，还标榜着：你必须花钱才能赚钱，以及林林总总的有关未来回报的老生常谈。

谨记一点：花出去的钱不一定都是投资。有些钱纯粹是赔了，尝试回本永远都不应该是继续留在赔钱状态的理由。如果庄家成功翻出 21 点，赌场和整个宇宙都不会欠你一分钱。但这并不意味着你接下来能赢，你和之前的情况一样，只是兜里的钱变少了。如果庄家连续 10 次翻出 21 点，之后有可能再翻一次。输掉的赌注并没有带来后续的胜率。这笔钱就这样付诸东流了。

沉没成本谬误不只存在于赌场，也存在于人类活动的方方面面。许多业余投资者（几乎也都有 401k 养老金计划）在投资股票时，会先衡量要花多少钱买入一股，再决定是否抛售。但这一步毫无意义。股票是留是放，唯一的考虑因素是你对其未来行情的信心。无论是一天前、一个月前、一年前，还是 10 年前购入并不重要，只要你认为它能在持有期间上涨，就该牢牢持有。相反，如果你认为它有下跌的趋势，就应该抛售。就是这么简单。

现在你有充分的理由持有一只亏损的股票了。由于投资者对所购股票公司业绩的无端恐慌，或因为短暂的市场萧条（迟早会恢复），股价会被人为压低。这些说法并非无中生有。你第一次买入此股，虽说花了多少钱都无关紧要，但人们正是对此锱铢必较。事实上，市场上有大量投资组合管理程序让这件事变得简单：它们内设与现值对比的数据列，一般就在当前价值的右侧，它表明人们为这只股票所支付的费用。这其实很糟糕，因为这样做就强化了赔赚金额的重要性，让你在这样的情况下做出今后的决定。如果手中所持的一只股票在持续下跌，就是你要抛售的时候了。然而，股民们往往推迟做出这个必须要做的抛售决定，他们想看看可否在股价回升之际抓住获利的机会，或至少回本。现实是，就算苦苦等待，股价仍旧会继续下跌，导致损失得更多。

除了购买股票，许多理财决定也都会受到沉没成本谬误的影响，通常结果会变得更加糟糕。举个例子，在变卖房产时，人们会十分不情愿亏本出售。他们会长期持有房子和其他财产，等待市场复苏，以便收回买房的投资。这听起来也算是合理的财务举措，但要坚守一栋房子需要一定的经济基础：年税、水电费、维护费等都要支付，当人们持有一所房子的时间超过他们应该持有的时间时，人们就很少会考虑这些费用了。此外，如果房主未将物业作为住所或产生收入之用，这笔本可有所作为的资金只能被尘封，毫无用武之地。

无论是个体还是群体所做的决定，在沉没成本谬误的影响下都注定会惨淡收场。在美国入侵伊拉克后不久，继续军事占领伊拉克很快就变得对任何参与者而言都没什么好处。美军通过废除该国旧政、解除之前政权的武装来"赢得"战争，但之后却出现了政局不稳，充满暴力和恐怖主义，一切混乱不堪的伊拉克。美国占领的目的是铲除叛乱分子并为伊拉克带去稳定，可是美军的存在最后却成了一股扰乱秩序的势力，催生了更多激进运动和恐怖组织。即使所有人都开始意识到事态严峻，从伊拉克撤军仍然遭到了强烈的抵制。政治舆论常常提到"牺牲"和"花费"，我们已经付出了这么多，不能让所有的努力白白牺牲！美国也许有责任对伊拉克人民伸出援手，但这是一个不同的问题，一个不能用武力解决的问题。

每当人们觉得在某些事情上投入了时间、精力、金钱，并且不希望看到努力白费时，沉没成本谬误就会出现，这是可以理解的，但它与逻辑悍然背道而驰。有些时候，投入多少无关紧要，但坚持一个注定要失败的计划只会让你付出更多代价。在这些情况中，你难以看清自己的固执，但减少损失也算是个明智的办法。

价格有误

一说到金钱和资源，具体而言，赌徒谬误和沉没成本谬误是我们自毁生活的两种途径，但事实证明，但凡在有价之物面前，各种各样的低级错误会轮番出现。我们一开始就弄乱了价值分配的过程。

想想零售商在价格标签上玩的把戏，想想这伎俩多么有效！比如，有不少研究表明，且不管折后价多少，打折商品对消费者始终有强大的吸引力。如果一件 20 美元的衬衫标价 40 美元，价格折半之后一定会被迅速抢购。人类衡量价值的尺度是相对的，而非绝对价值。

锚定效应也是一种常见的心理偏见。无论接收到的第一信息的可信度有多高，人们相信与否，人们总是最重视第一信息。这让人对所有后续信息都基于与原始信息的对比来进行评估，而不是单独进行严格的评估。以上述为例，第一信息是衬衫的原始（上涨后的）价格，相比之下，20 美元似乎要低得多。

无独有偶，锚定效应在薪资谈判或购房中也存在同样的影响。先定价者立标准，各方都会意识到并重视每一次相对初始出价定下的还价。精明的薪资谈判者总会先发制人，索取远远超过他们觉得自己应该得到的利益。他们清楚这一招能让经理通过让员工接受 5%~10% 的减薪产生"谈成"的错觉，即使这仍然比他们最初打算支付的多。这场谈判对薪资谈判者来说也是赚了。

这种认知偏见在人类社交心理中根深蒂固，人们甚至很少对它产生怀疑。有一次我家要安装太阳能系统，我联系了多家太阳能公司到现场检查，看看它们能给我什么建议。我发现，将后续几家公司的报价与第一家的报价进行比较时，第一家总是较高，因为该公司没有安装过我想要的系统，他们不想接这单活。后来的公司提出了几个更低的价格，我顿时觉得安装太阳能板实在是太便宜了！但爱人与我商议后，我才恍然大悟，这些所谓的"优惠"远高于我最初的预算。

为什么第一家公司的人给我开天价，而不是干脆拒绝安装？也许他们觉得如果对我收太高的价格，那就能弥补他们接下这单他们确实不熟悉的工作所耗费的成本。更有可能的是，他们想通过天价让我觉得这家太阳能公司就是业界翘楚。我真的信了！几周之后，我竟然对朋友说："现在最一流的公司可能就是……只要你给得起钱。"我在胡说什么？我不清楚那家公司或其他任何公司的工艺质量，所知的只是出价，但这已经足够了。安装公司的举动成功地让我相信，要让企业胜人一筹，夸大产品价格也是途径之一，而我很高兴地成了他们免费的代言人。

另一种心理偏见名为估值偏差（valuation bias），营销和销售的专业人士对此都很熟悉。饮料行业只是经济体系的千百个分支之一，其中的营销专家们能通过科学的手法广开销路。比如，有研究称低价葡萄酒不受欢迎，因为人们认为价格直接反映葡萄酒的口味和质量。而盲品测试表明，劣等酒被贴上高价标签时，人们的认知也会随即改变。高价标签虽然是伪造的，但这瓶酒让人们喝得津津有味；相反，低价标签(但实际上不便宜)却让人对好酒嗤之以鼻。得知真相后，参与研究的志愿者虽然一脸尴尬，却直言不讳地承认标价高的葡萄酒尝起来味道确实更好。这个结果已经不只是令研究人员印象深刻了，估值错误还会影响感官，味觉会被混淆。

葡萄酒的销售人员也知道，估值偏差也可以反其道而行之。下次你到一家口碑不错的葡萄酒专卖店时，请留意价格。一批中等价格的酒当中通常会混入一瓶高价酒，让人在比较之下以为这些酒比较便宜。那瓶高价酒可能也不值钱，也许是一个便宜的酒瓶上贴了吓人的价码。它的存在反正只是用来做展示！

同样，在众多质量平平的葡萄酒之中放进一瓶标价低廉的酒，会让前者看起来更加尊贵。当然，也可以用假的标价来造成错觉。当某批商品中只剩下最后一瓶酒时，酒商往往会给最后一瓶打上降价的标记，然后用它来改善其他滞销酒的销量。举个例子，一批售价 10 美元的梅洛（Merlot）干红葡萄酒上架后卖不动，如果店家在旁边放一瓶标价 6 美元的酒，这批滞销的产品就会立刻变得吸引人。当然，一旦店家准备下架这瓶 6 美元的"帮手"，酒商只需要把 15 美元的价码牌贴到 6 美元价码牌的上面，然后打上一个大叉，这瓶酒必定能在几分钟内卖出。

看到这里，你可能已经发现，人类屡见不鲜的认知偏差和认知错误在处理金钱问题时都表露无遗，不论是赌局输赢、市场买卖，还是理财规划。人类发明的货币与自然界并没有直接的关联，在人类历史的悠悠长河中，经济学涉及实实在在的商品，这些商品本身就有价值，也各有用处，不是随意定义的价值代表。因此，我们没有进化出管理货币的认知能力也就不足为奇了。它单纯是个没有生物学基础而构建的概念，所以现在有很多人宁愿租房买车，而不是买房租车。

虽然货币和金钱的历史并不长，但人类对金钱挥霍无度的特性反映了我们心智中存在已久的原始谬误。当你想到虽然人的认知能力早在货币出现之前就已经完全演化，但物质资源一直存在，因此价值的概念及其对人脑决策的影响也一直存在，这个说法就不会那么令人意外了。人类与商品、服务、地产之类的实物紧密相连，这些实实在在的东西都能为所有者带来价值。商品可以是食物、工具和不起眼的小玩意。服务可以是合作、联盟、装扮、助产等（没错，助产这项古老的服务经久不衰）。地产意指某些地方相比其他地方更适合兴建营寨、居所和狩猎场。换句话说，无形的经济驱动力早已长存，随后才出现了货币。

虽然我们很难将当前人类与有价资源的千丝万缕与过去

的关系做比较，但就目前我们能够衡量的情况来看，其他动物也会犯同样的错误。例如，许多动物以食物或其他"赠礼"换取异性的性接触。企鹅为获得筑巢材料，会进行性交易。[如果你感兴趣的话，可参阅我在《无大不同》（*Not So Different*）一书中描述动物性交易的章节。] 在鸟类群落中，巢穴的位置往往与群落地位有关，林间野地仿佛一个喧嚣的地产市场，你争我夺、鸠占鹊巢的时刻轮番上演。大自然提供了有关动物如何占领上述资源，以及所占资源超出了发展和繁殖所需的许多例子。换言之，贪婪和嫉妒并非人类独有的。人类可能为货币的发明而沾沾自喜，但我们绝对不是第一个从事经济交易的物种，因此也不是第一个遭遇经济心理问题的物种。

对灵长类动物多年的研究表明，人类充满瑕疵的经济思维与其他动物大同小异，久而久之，这个相似的特点便更加显著。劳里·桑托斯（Laurie Santos）[7] 博士是一位动物行为学家和进化心理学家，她花了数年时间建立了"猴子经济学"（monkeynomics），专门研究受过训练的卷尾猴如何使用和理解货币，这在学界十分瞩目。从桑托斯博士在这个令人惊异的课题上所发的众多论著可知，最重要的成果是猴子在资源处置方面表现出许多与人类相同的非理性行为。它们不愿失去，如果已经到手的"钱"随时可能失去，它们就会为拿回相同份额的利益铤而走险，而人们是不会冒同样的风险去赚这么多钱的。和人类一样，卷尾猴也会单纯地用相对的方式衡量价值，价格被人为操纵时也会影响它们的选择，正如上述葡萄酒专卖店的例子一样。

研究表明猴子的认知与人类的认知一样漏洞百出，进一步地揭露了有关人类经济心理缺陷的一个演化真理。我们现在认为属于错误和非理性的行为可能在农耕时代助祖先们一臂之力（比如受到确认偏见的影响，或者基于沉没成本谬误做出的决策），当时轮盘赌桌和海滨公寓都还不存在。同样，如果资源仅仅用来维持生计，那么完全以相对情况来衡量价值的体系尚有一席之地；一旦人类为谋取社会地位贪图一时安逸，甚至希望手握大权而滥用资源，就不存在价值的相对衡量之说了。

此外，生存在野外的动物时刻面临着来自四面八方的危机，进化压力之大可想而知，我们的祖先也有过相同的遭遇。今天，对于大部分生活在发达国家的现代人而言，金钱损失意味着需要节约生活中的某方面支出。但在更新世，资源的损失就等同于忍饥挨饿。因此，人类对损失深恶痛绝也不无道理。如果其他选择几乎意味着死亡，那么铤而走险也见不得有多愚蠢。毕竟，非常时期需要用非常办法。

如此看来，人类经济思维中的缺陷的确推动了自身的进化。不过，葡萄酒商、赌场老板和形形色色懂得投机取巧的人会告诉你，这个特点是个巨大的漏洞。

小事件，大力量

人类对趣闻逸事极其敏感，由此也会形成不理性的思维。不管是平日生活中发生的，还是从别人口中得知的，只要这件事足够特别，就可能盖过一切，让你觉得它能代表一系列类似的现象。此现象是"轻忽概率偏误"（neglect of probability）的一种。

一天，朋友驾车正准备从城市街区驶入州际高速公路，我也坐在车里。当他准备驶入道路交汇处时，突然放慢车速并最终停车，他竟然扭头朝后观察高速公路的来车。我不敢相信地喊道："你在干什么？"他回答道："有一次我在上高速时出了车祸，所以现在得等车流完全断开时才敢上高速。"

显然我的这位朋友已经屈服于小事件的力量了。驾驶的基本课程和交通规则都阐明，驾驶员从坡道驶入车流时，更安全、更高效的做法是保持车辆前行。州际高速公路的车道足够宽，要做到这一点并不难。而在高速公路上随意停车是十分危险的举动，因为其他车辆可能会从后方坡道高速驶近。因路况和照明条件的变化，驾驶员也可能无法及时刹车来躲避碰撞。无疑，我的朋友也多次坐在乘客的位置上，在司机（包括他自己）安全驶入车流时没有任何疑问。然而，一次车祸却完全改变了他的思想和行为：为了行车更安全，他却做出了不安全的举动。

当然，大型数据集合其实是由一个又一个零散的事件堆砌起来的，正是它们的规模使得它们如此强大。每个人都过于依赖自己有限的经验，但通过科学汇总和分析大量不同的事件，研究人员可以找到统计规律，以及潜藏在事件背后的真相。然而当数据失去说服力时，就轮到事件本身发挥作用了，因为故事更能撼动人的思与行。故事的分量比笼统的数据更为重要，因为我们能联想到故事的主角，甚至感同身受。而冷冰冰的数据却无法引发共鸣。

买彩票就是人们迷信逸事而不相信数据的另一种表现。自我有记忆以来，父母就一直在买彩票，他们不会在"选三""选四"型的"刮刮乐"和小额彩票上浪费金钱，要买就买大彩票，这些彩票的奖项都是保证能提供改变一生的金额的。多年来，我的父母省吃俭用，处处精打细算，把无数本该可以用到实处的钱投进了彩票池。每当我提醒他们时，母亲就会以"买彩票就是买希望和梦想"的理由为自己辩护。这种一驳就倒的逻辑比比皆是，毕竟希望和梦想都是免费的。

我的父母和其他彩民一样，都被"保姆喜赢 100 万美元"的故事打动了。他们看到电视上有人接过支票，心里暗暗思忖："那可能就是我！"但我的父母看不到的是有数百万人因为买彩票而亏了几美元的彩票钱。趣闻逸事的力量是很强大的。

人们经常将逸事的力量和确认偏见结合起来，以支持他们在所有社会问题上的立场。如果你认为实行政府福利是浪费资源，你可能已经准备好了例子来佐证。如果你认为现代企业对环境恶化不屑一顾，你也许会列出"邪恶"行业的种种罪状。为何某某是美国职业橄榄球大联盟中最优秀的四分卫，你也肯定能娓娓道来。虽然上述与大量数据和相关的统计分析相比，证据明显不足，但在一般的辩论中，故事更有说服力。这真是太不合理了。

逸事比数据更强大，还因为我们陷入了有限数学和小数目的牢笼中。人类生活中接触的其他人不过数百，大脑就是在这种环境中不断进化的。能从所见所闻中得出结论的能力至关重要，这样我们就不用事必躬亲。人类还没有形成规模时，根本不存在政府政策如何影响数百万人的问题。今天我们能用纸笔（或者电脑）处理这些数据，即使你能心算，但大脑却永远无法处理如此庞大的数字。即使你能心算出 1 000 万乘以 3 000 亿等于多少，但如果眼前有任何物体的数量达到 1 000 万，你就会根本摸不着头脑。

因为早期人类社会成员只有寥寥数百人，所以没有必要去理解复杂而庞大的数学概念，因此数字技能根本没有得到发展。有人认为，人脑天生只能理解 3 个数字："1""2""多"。这一点在南美洲毗拉哈（Pirahã）部落的发现中得到了印证，该族群中的数字体系也只有区区 3 个数字。人类究竟对哪些数字驾轻就熟，当下仍然存在激烈的争论，但是却几乎没有人认为人脑天生对数字不敏感。

我们往往要为这一情况付出代价，彩票迷的情况就是很好的例子。而要应付下面的认知缺陷，代价更高昂。

青春总是被年轻人挥霍

这句老话已经街知巷闻了。以开车为例，老一辈小心翼翼，总是系好安全带；而年轻一辈总是鲁莽疏忽，不顾安危。

这些话如此明显，以至于我们忘记了其中的矛盾。年轻人有大好前程，要手抓方向盘驾驶这台极其危险的机器，难道不应该更谨慎吗？相反，老年人宝贵的时间所剩无几，难道不想迅速到达目的地吗？

然而，这个猜不透的难题不仅是茶余饭后的谈资，它背后还有科学的数据做证。年轻人确实是最危险的驾驶员，他们系安全带的可能性最小，选购汽车时也基本不过问安全性能。其实，年轻人的鲁莽驾驶不能与毫无经验画等号，因为有研究表明，年纪更大的新手司机在第一次开车上路时几乎与老手一样能成功避免事故。相反，人越是老迈，驾车时越是小心谨慎，跟技巧无关。租车行业早已洞悉此理，所以往往拒绝向 25 岁以下的司机出租汽车。如果仅仅是经验问题，交通法规就应该禁止驾龄低于八九年的司机上路，但现实并非如此。年轻本身就是导致某些司机去冒险的因素。

当然，这个现象已经超越了驾驶本身。年轻人几乎在所有方面都更愿意冒险。他们会更愿意尝试危险和非法的毒品，与异性发生关系时做保护措施的可能性更小。蹦极、高空跳伞、攀岩、定点跳伞等极限运动让他们备感刺激。即使做足了安全措施，极限运动的高危性也是不言自明的。"刺激"的原因之一是让参与者感受到赤裸裸的危险，这种危险至少在某种程度上能带给参与者刺激的快感。心理学家也将习惯寻求刺激的人称作上瘾者——他们迷上了随危险而来的肾上腺素激增的感觉。

年轻人似乎是真的享受冒险。这种现象的一个例子就是吸烟。年轻人都知道吸烟有害健康，但依旧养成了习惯。事实上，第一次吸烟是很难受的。我第一次吸了几根，喉咙刺痛，马上就咳了起来。尼古丁让我头昏眼花，恶心作呕。有些人甚至在尝试第一次抽烟时就吐了。尽管难受，我并没有就此罢休。我尽量让自己上瘾，烟瘾多一点儿，烟就好抽一点儿，恶心感最终变成了松弛感。那时候我彻底迷上了吸烟，后来花了 20 年才戒掉。在 6 年的脱瘾历程中，我一直在咒骂自己一开始就不应该尝试。

如果一个人在 25 岁之前都没碰过香烟，他未来吸烟的可能性几乎为零。如果他从来就没有抽烟的习惯，那么即便成长到 21 岁，非吸烟者的情况也难以被撼动。随着年龄的增长，人们的头脑会变得非常精明，不会染上烟瘾。尤其因为初次的体验如此可怕，又有谁会笨到继续坚持下去呢？

有！过去的我，以及今天数百万个年轻人。所以需要解答的问题不是谁冒险，而是为什么冒险？

下面要详述的另一个基本事实正是理解危险行为的关键：不仅年轻人热衷冒险，年轻的男性对此更为疯狂。在人口统计学中，年轻成年男性是整个人类群体中风险最高的一类，解释这一现象的原因要比冒险行为本身更加愚蠢：他们做傻事只是为了给别人留下深刻的印象。

年青一代，尤其是（但不仅是）男性，为了炫耀他们的"强健"（fitness）而选择疯狂冒险。这不一定意味着他们要展示强健的体魄（当然也可以）。"强健展示"（fitness display）这一术语源于动物行为研究，是动物与潜在配偶及潜在竞争对手沟通的方式，要表现自己不容小觑。当中的潜台词是：我很强大，我能做这种危险的事，之后还能全身而退。

如果用吸烟做类比，这句话就变成了：我的身体健康，人人都说极度不健康的事情我偏要尝试，抽烟之后，我依然无恙。如果年轻人纯粹为了寻求快感而冒险，那么独处时也可以做，但事实并非如此（在吸烟的例子中，他们变得对尼古丁上瘾），疯狂的行径一般会出现在大庭广众之下，观众越多越好。

"强健展示"的进化历史悠久，种类繁多，但是从人类的角度来看，有一特定类别尤为突出，生物学家称之为"高成本信号"（costly signal）。高成本信号对自然界中动物性选择行为的一些典型的例子有着重要影响。孔雀巨大而华美的尾巴和雄鹿笨重的鹿角，除了吸引异性外别无他用。拥有这些身体特征要付出高昂的代价：动物需要耗费大量的热量来携带它们，身体这些部位降低了自身的速度和行动能力。部分有角的哺乳动物确实会用角在种群内部打斗，但大部分动物从未或很少这样做。雄性展示巨角、尾羽是为了向雌性显示自己有多强壮。但是巨大的尾巴又怎能代表力量？假如你是孔雀，不妨拖着一堆累赘到处闲逛，如果没有因此饿死或被猎杀就算你走运。

不利条件原理指出，性选择有时会引发可笑而又影响生存的障碍的演化，这种障碍的存在只能用于雄性展示自己的强壮。这些失控的性选择对于物种整体的健康和活力而言弊大于利。那巨大的鹿角只是单纯的摆设吗？它们可管用了！雌鹿会垂涎于这对又大又美的角，这说明"大小"很重要。对雄孔雀而言亦然，尾巴越大，雌孔雀便越青睐。

把不利条件原理与行为研究相联系是个艰难的任务，要将其应用到人类身上更是棘手。但是已有实证为据！研究表明，展现出冒险行为（尤其是体魄健壮）的男性对年轻女性来说更具性魅力。在年轻女性眼里，男人踢足球时总比弹钢琴时更有吸引力。

男性对勇于冒险的同性也会表现出由衷的佩服之情。喜欢飙车、悬崖跳水和吸烟等行为都是年轻男性之间赢得友谊、维持社交的有效方法。从进化的角度来看，这是雄性内部的联盟，这对于群居动物维持统治阶级的重要地位来说十分关键，上至人类也无不如此。如果你是雄性，社会等级越高，成功延续下一代的机会就越大。人类自诩万物之灵，以为早已超越单纯为了繁殖而存在的情况，但我觉得所有读过高中的人都熟悉这部分内容。

相比之下，不爱冒险的女性更能吸引年轻男性。这也许就是男性比女性承担更多风险的原因，但只有男性能从中获得潜在的收益。由此也支持了一种观点：在哺乳动物中，雄性个体无足轻重，但雌性则是衡量种群生存和成功发展限度的重要因素。可见每一个雌性都弥足珍贵，而表现出谨慎和关怀的雌性普遍受雄性欢迎，从而能够确保其后代的生存。然而，雌性却不太关注其雄性配偶是否谨慎，只是想为后代留存优良的基因。

当然，这种说法过于笼统，但它跟前述的年龄和厌恶风险的老生常谈一样，有一定的事实基础。高中时代，健壮、爱运动的男孩都能顺利捕获女孩的芳心，书呆子只能忍受被女生忽略的事实，即便后者在今后更有可能在现实世界获得成功，但当时的情况就是如此。之后情况反转，但对许多男性和女性来说却为时已晚，因为他们已经过了最佳的生育时期。尽管近来人类首次生育年龄的增长可能会降低年轻男性的强健展示成本（让聪明、敏感的年轻男性对同龄人更具吸引力），但这是个缓慢的过程，不太可能立竿见影。在世世代代的选择性压力下，诸如此类的"演化转型"会导致"冒险派"和"安稳派"的基因之间存在区别。如果没有这些因素加持，人类的未来就只剩下一群天天寻找刺激的少年郎了。

这个思维问题传递了一条重要信息：越是向大众宣扬少烟、少酒、不吸毒，减少高风险活动这类提高公众意识的活动，最终得到的效果越是大众反其道而行之。向高中生解释毒品风险似乎是个符合逻辑、让他们远离毒品的办法，但也会出现反效果，年轻人（尤其是男孩）会更加跃跃欲试。确实，有句古话叫：越是禁止的事，就越是吸引人①。男孩们单纯的"灵长目大脑"一定思忖着：如果毒品这么危险，又法理不容，那么那些以身试毒的人一定是坚强勇敢之辈。你能找到比这更明显的认知缺陷吗？

---

① 出自乔叟的《坎特伯雷故事集》。——译者注

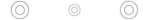

尾声：圣人与罪人

人类的智慧能在如此短暂的岁月里超越近亲黑猩猩，无疑是生物进化史上的一大谜团。高智商具有生存优势，在自然选择的过程中能胜过其他生物，但实际上这完全不利于物种的进化。

第一，"变聪明"需要机体进行多次有序的突变——比如颅骨变大，大脑本身的生长，强化大脑区域连接等。第二，因为颅骨变大，雌性为了在分娩时适应更大的颅骨，其生殖结构也需要变化。第三，大脑非常耗能，身体各部分器官为了支持脑部的运作需要摄入足够的热量，而大脑消耗身体每日所需的能量就约有 20%，比其他器官都多！事实上，像鲨鱼、鲎和海龟等古老物种的脑容量从未扩大过，由此可知，脑部的进化是个多么代价高昂且不可思议的奇迹。

然而，尽管有着代价和生理结构的限制，但人类的大脑确实变得更大、更聪明了。因此，这似乎显得大脑是精巧设计的胜利，而不是缺陷，但只要仔细观察就会发现，我们强大的大脑也许就是最严重的缺陷。

大部分人类学专家认为，人类智慧发展的初期阶段发生在人类的第一个四五百万年中，人类从猿类种群中独立出来，有了向规模渐长且更具高度性的社会群体合作转变的特点。
我们的祖先学会直立行走，在茂密的雨林和热带草原的边陲
艰难觅食，他们开始创造性地掌握各种生存技能。要执行并
学习这一系列复杂的技能就得发展认知能力。通过世代传承，
人类逐渐从先天行为和技能向习得知识和技能过渡，且大部
分的学习过程都是通过社交，即通过人与人之间的言传身教
完成。技能和社会互动两者相互关联，共同演化，把人类大
脑的能力推向更高的层次。

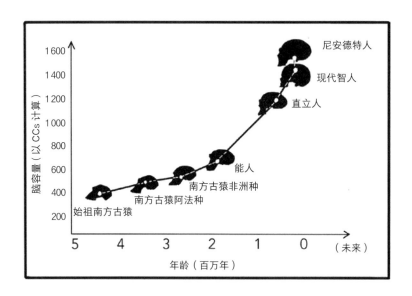

图 21　过去的 500 万年，人类祖先的颅骨容量逐渐扩大，而且在最后的
150 万年里加速"扩容"。这一迅猛的增长可能反映出新的、反社会竞争
策略的发展

直立行走的姿势解放了祖先们的双手，促使他们能携带器物、制作工具；大脑的成长和壮大的群体更促进了社会学习。人类这时已经处在可以出现更复杂的沟通形式与合作的环境中。合作讲求观点选择和同理心。第一，为促成合作，我必须能站在对方的立场想象事情如何发展；第二，人们为了能进行高效的团队合作，队伍里的每位成员都必须互相了解对方的所见、所想和所感。我们的祖先让合作和社会性更上一层楼，他们强大的智慧在其中扮演了关键的角色。直到……

大约150万年前，古人类的大脑突然加速变大，速度之快令人称奇，仅仅用了100万年就达到了以往500万年增速的两倍。是什么因素导致了这种迅猛的变化？

近年来的研究显示，古人类的大脑生长速度加快可能是因为要切换到能让他们生存的、更具竞争性的策略上。当时生活着数个古人类种群，他们为了栖息地和资源争得不可开交。双方领土一旦发生重叠，即使身为同族，也会因为群落不同而互相残杀。

动物界群落之间的争斗当然已经不是什么新鲜事了，但我们的祖先用其新的超凡的认知能力加入了这场争斗。接下来的一切都变得非常黑暗。

有人类参与的竞争行为完全变成了不择手段的权谋活动。我们操纵、欺骗，陷害、恐吓，为了做到这一点，我们使用了能帮助我们合作的许多技能：观点选择、预测对方的行动等。也就是说，纵观进化史，我们开始利用卓越不凡的认知力为人为己，后来却拐入阴暗面。就像《星球大战》中的安纳金·天行者弃明投暗化身为达斯·维达一样，这个时候，我们才变得真正强大。

要想了解这"物竞天择"遗留至今的后果，看看今天的头条新闻就可略知一二了。人与人之间经常发生触目惊心的暴力事件。我们不择手段地互相算计，完全无视对方的痛苦。更加意外的是，古人类在逐步走向无情的路上，其合作、亲社会行为，甚至利他的本性却并没有被牺牲。人类保留了两面性，变成了《化身博士》中亦正亦邪的主角。

矛盾的人性是百万年来人类经历的标志。我们这一秒可以充满无边爱意，甚至伟大到牺牲自我；下一秒就变成了冷血杀手，甚至可怕到在弹指间就想灭绝种族。就在百年前，美国和其他许多国家的男性都是关爱孩子的父亲、体贴妻子的丈夫，但他们也是依靠奴役别人发财的奴隶主。人人都说阿道夫·希特勒对待妻子爱娃·布劳恩温柔体贴、慷慨大方，而他也是一声令下、残忍屠杀百万人的魔鬼。

无法形容的残暴和真诚的关爱是如何在同一个种族中共存，又是如何在同一个人身上共存的？当时机合适，人类就可以灵活地在合作者和竞争者之间切换角色，也正是这种能力让进化对古人类青睐有加。进化让我们变得高度社会化、协作利他，但进化也让我们变得冷酷无情、精于算计，甚至心狠手辣。正是后面这些特点推动了人类大脑的进化。所以下次你要赞美某人聪敏过人时，请停下来思考是什么，确切地说应该是谁的牺牲成就了他 / 她的头脑。

后记：人性未来

　　为什么人类还在进化？尽管你可能已经听说了什么。包括人类在内的所有文明，为何都注定要在无休止的循环中崩塌与重构？为何我们能在不久的将来过上永远健康的生活？为何科技进步既让我们走向自我毁灭，又给我们规避之法？为何……

　　本书只探寻了人体缺陷的一知半解。我们也存在很多心理偏差、数不尽的 DNA 问题，还包括本书尚未提及的、无数缺陷中无用的（或是没必要如此复杂，或是容易受损的）身体部位。凡是力求述说人类一切瑕疵的书籍，都要比此作更厚、内容更丰富而且价格更高。只是稍做提醒，不用谢我！

　　话虽如此，但我们的很多缺陷都不该让我们自惭形秽。毕竟，进化之所以能发挥作用，是因为偶然突变和适者生存，而非完美者生存。偶然的生命是不可能产生完美的。每个物种都是优缺点的平衡体。人类固然卓越，但也不乏瑕疵。

说到瑕疵，人类的故事自然是一个独特的篇章。我们的瑕疵的确比其他动物更多，矛盾的是，原因在于我们适应了本该改善的地方。举个例子，为了保持健康，我们的饮食必须变化多样；反观动物，它们仅靠一种食物便能生存。这是因为古人类能摆脱依赖主食维生的习惯，凭借其出色的认知能力进行搜寻、狩猎、采集、挖掘，更是串门过户，跨越各种栖息地，从所有可能得到的食物中寻求营养。这听上去还是个挺好的做法，但人类的心智日益强大，身体却越发懒惰。沉浸在令人眼花缭乱的吃喝当中，身体就不能再像以往一样承担制造大量营养的重任了。这迫使他们从可以享受丰富的膳食变成需要丰富的膳食才能生存。这是一种不幸的转变。起初显而易见的优势，却因为这些杂食动物的贪婪变成了局限。

放眼人类解剖学和生理学，这个观点也能广泛适用。在人类最终成为多面手的路上，身体外观逐渐向进化妥协。自然界中的动物，有的速度迅捷，有的力量强大，不乏攀爬高手，也不缺挖掘能手，但是人类之所以独特，是因为我们既能跑，又能爬，既能挖，又能打。"样样通，样样松"这句话用在我们身上最合适不过了。如果地球上的生命历程是一场奥运会,那么人类唯一能获胜的赛事就只有十项全能了(除非国际象棋也能入选奥运项目)。

身体感受到的其他不妥,都是因为远古和现代环境之间的各种差异。这些差异给我们带来了所谓的种种不相配的疾病,比如肥胖症、动脉硬化、2 型糖尿病等。与环境格格不入而出现的大部分问题,其实都是因为祖先和我们的饮食不同,但另外一个问题在于,石器时代早期祖先的生活方式和我们大相径庭,其实跟技术息息相关。技术让我们超越身体限制,似乎百利而无一害。但如果身体越是不用,就越是难以适应和进化。今天我们能用科技破解许多难题,但在生物层面依然棘手,所以身体不完全处在最佳状态也合常理。

当然,人类并非唯一懂得使用技术的物种。就本书而言,我会把技术称为:为完成一项任务而设计的实用方法、体系或者工具。这个定义如此广泛、包容,所以很多动物都被纳入懂得利用技术的范畴。比如猕猴会用石头敲碎坚果,黑猩猩为了吃到白蚁会削磨树枝,而古人类会使用简易的石器。猕猴和黑猩猩手中的石头、树枝反复用了几百万年,但人类的石器迎来了一种崭新的进化,把我们和天底下所有的动物区分开来,而且持续往前发展,这种进化就是文化演进。

文化演进,指世代传承的各种社会行为、知识和语言。

动物当然也有互相学习的行为，但人类把文化的概念推向了极致。生活中几乎所有的行为和体验都是文化的产物，而且这个现实已经沉淀好一段时间了。从现代人类开始把石头磨尖，建造栖身之所，并最终广种庄稼的那一刻起，他们成败的控制权就已经从生物层面转到文化层面了。

可以说，我们已经主导了自己的进化，但是否真能得心应手？技术和文化的发展永不停步，接下来又会有什么变化等待着我们？既然我们已经明了生物和文化演进的方式，那是否也能随心所欲地操纵它们，下意识地、主观地塑造人类的命运？还是说我们仍在过去 700 万年的随机、偶然的窠臼中费力前行？所以，未来会为人类带来何种结果？

进化告成？

包括大卫·爱登堡爵士在内的某些科学界的大人物认为，人类在文明和科技中的进化早已完全摆脱了进化的引力。我们不再进化，在生理结构上或多或少还在原地踏步，也没有做任何自主调整。

这个言论还真有几分道理。生存挑战是进化理论的标志，也是达尔文伟大发现的重要依据。但今天的我们相比千万年前的祖先，要面对的挑战少了许多。第一，出生在今天的大部分人都能活到生育期。至于饥荒一事，在当下，起码在发达国家实属罕见。常有的身体损伤和疾病如今都被现代医学一一攻破。斗殴致死的情况同样罕见，因为杀人者必遭惩罚。即便是战争也大幅减少了。对于今天在世的人们而言，美好而长寿的生活基本不成问题。

第二，生育不再是一种竞争。虽然身强力壮者也许能吸引更多理想伴侣，但他们的后代一般不会太多。对于智商超群，或责任感强，或外貌出众的人而言也是如此。更新世的人类，其视力、灵敏度、速度、耐力、智慧、名气、健康、活力、社会优势，甚至吸引力等特点都对后代的数量和成就有直接影响。但如今，某个人在社交圈或专业领域中功成名就并不代表他的后代众多。我稍后将会给出解释。事实上，它代表的却是一个相反的趋势！即便是医疗问题和限制也不会自动减少成功怀孕的风险。自然选择的力量已经被大幅削弱了。

自然选择也许已经不能再塑造、改变我们了，但进化依然发挥着作用。进化，即一个物种在一段时间内经历的一切基因变化。通过生存和繁殖优胜劣汰的自然选择只是生物进化的途径之一，也是我们认为最有可能的途径，但其实还有与自然选择同样强大的进化力量。所以，人类的确曾想方设法逃脱自然选择的藩篱，但那却并不意味着人类的进化就此完结。

物种随时进化，因此繁殖就不可能是随机的。如果一个群体的生育数量比另一个群体更多，那么这个群体下一代的基因库就将更加丰富。假设该群体与生俱来的差异与遗传相关，物种的基因就会逐渐发生变化，由此引起种群数量的变化，进化就必然会出现。

如今人类的人口构成也同样如此，因为确实有一些群体在生育方面胜人一筹。第一，发达国家的出生率非常低，而且在持续下降。比如日本当前正面临人口萎缩的危机。像意大利、法国和奥地利这些西欧国家，若非移民的弥补，人口也会一蹶不振。也就是说，日本和中西欧对于未来人口基因库的贡献正日渐弱化。

第二，上述各国不管发达与否，总有些人能生育更多。这并非偶然事件。在社会经济层面身居高位的人能接受更好的教育和资源，但同时也更倾向于节育，二者都有可能导致他们的家庭规模萎缩。很多人甚至完全放弃生育，这也就意味着社会地位低的人会比富人、文化人生育更多的后代。这种情况也算是进化的一种。

除了经济因素外，宗教、教育水平、职业发展、家庭背景，甚至政治信仰都会影响生育率。在西方，由于长期以来的种族压迫，以及至今仍然存在的强化这种不平等的社会和政治结构，这些影响生育的因素并未在各个种族、民族群体中均衡分布。也就是说，在北美和西欧，非洲和拉丁裔相比非移民的白种人会生育更多后代。但甚至连这个趋势都不一致，各地区的宗教大相径庭，我们也几乎不可能预知这些进化的压力会把物种往哪个方向引导，因为连趋势本身也是不确定的。

亚洲的情况也如出一辙，不同地区的生育规律之间区别很大。人口庞大的家庭在中国、日本、印度，甚至东南亚大部分地区都未有耳闻，但像巴基斯坦、伊朗和阿富汗等国的人口出生率却是高高在上的。

久而久之，出生率的差异会改变人类的种族分化。这些差异也进一步证明了人类不同种族的繁殖成功并非偶然——这是进化的前提。有差异的生存方式固然不是主要现象，至少在西方发达国家不是，但互不相同的生育情况绝对是原因。即便是人们有意识的生育需求导致了这些差异也无妨——生育成功率不平衡这一点始终改变不了。这就是进化。

这一切的走向该如何？我们难以明说，但是值得注意的是，曾经井水不犯河水的种族和民族群体，如今前所未有地彼此紧密联系，通婚的次数更是不断增加。这有可能让人类种族的融合倒退回混种繁殖的时代——自从几十万年前我们从非洲一角诞生之初，基本上没有发生过这种情况。

抛开这种可能性不说，有一点是我们可以绝对确定的：生命中唯一不变的就是改变。想知道这句话的真实性，你只需要仰望星空。

人类真的是自然最好的造物吗？

恩里科·费米（Enrico Fermi）是现代核物理领域举足轻重的人物之一。在他参与过的项目中，"曼哈顿计划"当属重中之重，他帮助创造了核弹的关键环节——持久的核反应。在访问洛斯阿拉莫斯国家实验室期间（不到 10 年后，第一枚核弹面世），费米与爱德华·泰勒（Edward Teller）等科学家共进午餐，交谈甚欢。这番谈话进行之际，正值 20 世纪 50 年代的太空竞赛最激烈之时，他们正讨论着以接近光速的速度旅行的物理和技术障碍。大部分科学家最终认为这种高速运输方式总有一天能面世。接下来，关于人类何时能达到如此高速，大家都聚焦于"何时"，而不是"能否"的问题。在座的大多数人都认为这不过是几十年的工夫，不用等上数百年。

突然，费米拿起餐巾，在上面飞快地计算起来，展示星系中有数百万个类地行星。如果星际旅行在理论上可行，那么"其他星球的人又在哪里"，他脱口而出。

当天午餐闲聊时，费米吃惊地意识到宇宙中没有非自然来源的无线电信号，这一点非常奇怪。他和其他科学家多年来一直在分析遍布宇宙的电磁波，并探索到来自遥远之处——几百万甚至几十亿光年以外的信号。但据他们所知，人类接收到的不过是一些恒星和其他天体常规而重复的信号，却从未发现任何类似交流形式的无线电信号。

60 多年前，费米发现了这个事实，我们至今仍然只能听到恒星、行星、类星体，以及星云的自然信号，（据我们所知）也没有外星生命造访。一个令人不快的问题油然而生：如果我们是宇宙中唯一的智慧生命，那鸿蒙之初的生命从何解释——关于我们又如何解释？

费米知道，宇宙历经几十亿年，孕育了数十亿个星系。即使是银河系这个普通的螺旋星系，也包含着数亿恒星，每一个都可能有个孕育智慧生命的行星围绕着它运转。再者，我们从化石记录中得知，在地球环境变得合适之际，生命就开始萌发；地球冷却下来后不久，生命就开始出现，踏上了进化成复杂生物的路途。这表明生命不仅能进化，当气候和化学成分恰到好处时，还能在这个死气沉沉的星球上进化。

宇宙的浩瀚给了弗兰克·德雷克（Frank Drake）博士灵感，他创设出一套数学公式——人们称其为"德雷克方程"——来预测宇宙中到底存在多少文明。这个方程有许多变量，包括星系的数量、每个星系中恒星的数目、新星成型的概率、恒星形成行星的比例、这些处于宜居地带（存在液态水）行星的占比、生命萌发的概率，以及能够进化成高智慧生物并向太空传输信号的机会几何等。这些变量都是未知的，但可以通过现有的知识和概率学进行估测。虽说德雷克方程的结果与现实非常不一致，但目前有些统计数据预测宇宙大约存在 7 500 万种地外文明。当然，我们对宇宙的认知在不断深化，这些数据也一直在变化。

　　甚至在德雷克方程诞生之前，费米在面对数十亿个恒星和行星时，认为宇宙是一个充满生机的整体。此外，外星文明的科技有可能领先于我们。大多数科幻电影都把外星人想象成比我们先进数百年的物种，但宇宙只有 140 亿岁，恒星和行星的存在时间也与之相差无几。太阳系相对年轻，只有 46 亿岁。也有可能存在比我们先进数十亿年的高科技文明，它们跨越千里、万里就像我们穿越城市一样轻而易举。

　　费米的问题由此也成为费米悖论，人们将其总括为"在一个和我们的宇宙同样古老而浩瀚的宇宙里，为何我们还没有收到外星生命的任何信息？"对于这个至今未被解答的问题，自然有各种各样的可能性。

　　第一种解释是，外星文明故意小心翼翼地隐藏踪迹。最极端的情况被称为"行星假说论"（planetarium hypothesis），它指的是外星人在我们周围筑起保护球，用以过滤来自外星文明的噪声，让我们只能听到宇宙信号的背景音。

　　如果外星的先进文明有能力（且有意）不让我们打听，那它们肯定知道我们的情况。毕竟，我们从 20 世纪 30 年代开始就一直向外太空传输无线电波了。无线电波能朝四面八方光速旅行，可在数小时内逃离太阳系，并在数十年内到达其他恒星及其行星。离地球 10 光年以内起码有 9 颗恒星，在 25 光年内有接近 100 颗行星。虽然我们的信号经历长途跋涉之后会变得非常弱，但估计高级文明也有能力监控周围恒星和行星传来的信号。它们不仅知道我们的存在，更对我们的情况了解甚多。（这是否就是没人光临地球的原因？）

第二种解释，就是我们的假设都错了，宇宙中的生命其实寥寥无几。地球能在短时间内生机勃勃纯粹是一个不大可能的意外事件。其他如此幸运且罕有的行星相互之间的距离太远，无线电信号没有足够的时间在外星文明和地球之间传播。然而我们知道，就在银河系中距我们不远的地方，与地球的化学构成、温度相差无几的行星在宇宙中比比皆是，虽然我们的信息不足，无法确定这些星球的情况，但是我们没必要觉得萌发生命的地球就是独一无二的。

可能最无趣的解释是：每一本科幻小说、每一部科幻电影都是误人子弟的，当前进行星际旅行的障碍始终无法逾越。恒星之间相距甚远，此刻的我们也无从超越光速，甚至无法接近光速。事实上，费米在对话中提出的问题，主要还是关心人类在 10 年内发明出接近光速的飞行器的概率究竟几何。他给出的猜测是 10%。这是 65 年前的数字，而如今的我们并没有比以前进步多少，仍然不能以更接近光速的条件旅行。假如确实没有任何解决方案，假如常规的喷射推进法就是文明能采取的最佳手段，那么各种文明注定只能与浩瀚宇宙的众多文明相隔无缘，直到永远。我们抬头看星，它们沉寂而孤独，而其他文明也会回头看我们，但彼此始终无法相遇。

但我们还是需要回答这个问题：为什么人类能接收到地外文明的信号？

有一种更加让人难以接受的说法，让我和很多科学家同僚忧心忡忡。它表明：生命遍布宇宙，但它们的生命历程几乎从来都没有交集，彼此的时间跨度大得不可测量，在这期间，生命不断地诞生、消逝。换句话说，先进的外星文明不会等着被发现，因为它们已经不复存在了。降临在它们身上的厄运，最终也很有可能发生在我们身上：发展中的暴缩①！

不妨想想：人类在走向工业文明的路上也正是迈向崩溃的方向。我们以不可持续的步伐消耗着不可再生（或再生速度非常缓慢）资源。煤炭、石油、天然气等都是有限资源，即使剩余的可用量充足，也不是取之不尽的。雨林吸收大部分二氧化碳生成大量可呼吸的氧气，而我们却把雨林变成农地，建房盖楼。人口飞速增长，即使我们费尽心思地榨取地球一切可用的资源，能否在一代人的时间里满足每一个人的粮食需求也将成为问题。与此同时，气候变化也威胁着海岸

---

① 暴缩指恒星在结构上失去平衡时向内急剧收缩的现象。——编者注

线的构成，部分海洋生态已经全然崩溃，全球的生物多样性正大幅减少。人类正亲身经历着一场物种大灭绝，而我们正是这场灾难的祸首。天知道在一切触底之前，事情会糟糕到什么地步。

这还不是最坏的情况。大规模杀伤性武器的出现给各国带去了可以互相毁灭的恐惧，这实际上是一种只存在一时、精心谋划的恐吓。这种威慑可能对极端的救世论和末日论者毫无作用，而且他们总有一天会染指这些终极武器，这似乎难以避免。有什么手段能够约束他们呢？另外，当世界资源到了弹尽粮绝的一刻，冲突就会弥漫开来。纷争会揭开我们最糟糕的一面，经济危机和冷战似乎最终会酝酿出"热战"——而今天的风险比以往的更严峻。

除了这些危险，还有很可能会随时爆发的传染病。人类现在的密度使得传染病能像野火般轻易地传遍全球，再加上全球旅行的便利性，末日的画面就不难想象了。

终有一天，以上灾难中的一种或几种会发生，各种因素的互相交织加剧了这一危险。可耕地的匮乏会提高粮食价格，能源短缺更会抬升一切物价。高昂的价格从而引发纷争和动荡，催生独裁者。全球变暖对最不发达地区造成的压力是最大的，会让它们的问题变本加厉。对雨林的不断砍伐相当于把之前一直沉睡的病毒拍醒，给它们提供一个全新的、人口密集的宿主根据地。所有这些杂糅在一起形成一种黯淡的前景。我们是否正走在自取灭亡的路上？

　　实际上，我们完全能够想象，人类文明在即将到来的下一个世纪会面临怎样严重倒退的情形，但智人不太可能灭绝。因为在这个星球上，人类无处不在，总有人未雨绸缪，总有人坚忍不拔，也总有人运气十足，能够逢凶化吉。当然，如果人类目前的发展轨道没有重新确定方向，经济和政治将可能面临崩溃。但我相信，即使这一幕自我毁灭带来大量的死伤和苦难，让科技和发展大幅倒退，仍会有一部分人类在这场末日浩劫中存活下来，使人类种族得以继续繁衍。

　　作为一个物种，我们现在要面临的风险——之所以危险，完全是因为人类野心勃勃——放眼整个宇宙再普通不过了。如果生命在另一颗行星出现，只能设想，它们在自然选择的塑造下也和我们的情况相差无几。因为自然选择的道理很简单：生存、生育状态良好的物种能比饥寒交迫的同类留下更多后代。不管在那颗行星上出现的东西（还有人）有多么奇形怪状，生命也没有其他发展方式了。然而，我们从未见过——可惜也预测不了——物种能够进化出有序的自控能力、长期存在的远见卓识、普世乐见的无私、仗义慷慨的自我牺牲，甚至简单强烈的意志。进化展现出来的预先规划力从未超过一两代。

　　进化让我们变得无比自私。当然，我们作为社会生物，早已把自身的概念延伸到孩子、兄弟姐妹、父母等与我们紧密相连的人。我们把子女看作"自己"的一部分，所以甘愿做出牺牲。但这种延伸的感知也有局限。兄弟姐妹和朋友们都可能是"自己"，但陌生人不是。也许我们可以把这种感知进一步扩大，认为某一个种族、宗教或国籍的人都可以成为"我们"，但其实仍然存在着"他们"。人类进化出对非"自我"群体的讨厌或恐惧，这跟能够感受到父母的爱是同一种机制。这个观点并非对所有的社会生物都适用，所以我们完全有理由相信另外一颗星球孕育的生命也会遵循同样的逻辑。

可能我们从来没亲眼见过、亲耳听过，或者被外星人联系过，因为在它们能够离开自己的"太阳系"时，其文明就已经被自私、先进的科技和各种雪上加霜的原因毁灭了。我们急于揭开太空旅行的秘密，利用太阳无穷无尽的能量，让身体永远保持健壮，但同时也离末日咫尺之间。宇宙形成至今，同样的场景也许在不断上演，文明在战火中倒退回农耕时代（幸运的话），从头再来之前几乎都有重大的后续举动，它们就是在这种无休止的循环中跌宕更替的。

因为人类的进化设计，文明的崩塌可能变得迫在眉睫、不可避免。欲望、本能和内驱力都是自然选择的产物，这些并不会让我们知道以后会怎样发展。相反，混乱、死亡和毁灭可能才是宇宙和所有物种，包括我们在内的真正的自然状态。在此，借科幻小说界的传奇人物阿瑟·克拉克的话来总结："存在两种可能性：在这宇宙中，我们或遗世独立，或有其他文明做伴。无论是哪种可能性，都不禁令人胆寒。"

不朽在握？

一切生物都逃不过死亡，人类也不例外。然而，人类自古以来一直备受死亡困扰，迫切想知道规避之法——或者至少懂得如何延缓死亡的到来。世界上最古老的故事《吉尔伽美什史诗》讲述的是英雄吉尔伽美什追寻永生的历程。在西方，贤者之石、不老泉水、圣杯等传说其实都是关于不朽的秘密。而在东方，各种神话的起源均提及赋予人永恒的生命，如印度教中的仙露灵丹、传统中药灵芝、拜火教中的圣水苏玛等。希腊语也有一词名为 nektar（花蜜），源于众神之蜜的传说，可以直接译为"战胜（tar）死亡（nek）"。

我们如果躲不开死亡的束缚，起码也能从观念上削减其消灭生命的效果。大部分神话和宗教关注的是来世如何，这是一个抽象的概念，表明人们拒不承认今世的定数，不敢面对所爱之人一逝不返的事实。但讽刺的是，来世这个众所周知的信念并不能阻止人们追求永生。（对天主一心虔诚的胡安·庞塞·德莱昂已经拥有足以保他永生的信仰，但他仍然渴望找到不老泉水，这难道不奇怪吗？）

人类的科技——无论是过去的医学和炼金术，还是如今的工程和计算机技术——重点都放在延长寿命方面。不朽是一个至高无上的目标，无数先知、国王、英雄、神祇、探险家都冒着极大的风险追寻它。今天，永恒的生命第一次真正达到了触手可及的地步。

科学为了揭开生物衰老的潜在机制一直在努力。和生物学中的一切一样，老龄化的过程要比我们所想的更为复杂。对老龄化的早期研究揭示了一个让人失望的事实：衰老是由于 DNA 和蛋白质受到随机损伤累积而成的。我说它让人失望是因为随机的损伤很难避免。相比身体的自愈能力，现代医学修复损伤组织的手段显得荒唐可笑。分子层面的损伤对身体发起接二连三的猛攻，如果自身无法找到阻止之法，那我们的大脑还有什么希望可言？损伤的范围并非以微米计算，而是纳米，粗糙的医疗器械根本观察不到，更别谈修复了。

然而，一些别开生面的延长寿命的方法正陆续出现。科学家明智地放弃了"细胞损伤是内科医生可以修复的"这一观念。相反，他们花了大量精力去理解干细胞的运作方式，研究它们是否可控。干细胞是身体内置的组织更新系统。它们数量极少，有序且巧妙地分布在大部分器官中，在身体不需要时一般都处于休眠状态。当特化细胞因为受伤、疾病、变异而损失时，干细胞就会立即行动起来，不断增殖，产生新的替代细胞，并分化成特化细胞重新运作起来。

经检验，科学家们发现每个组织里面都存在干细胞，而且身体的自我更新能力要比我们想象的更为强大。无论男女，生来就有神经元，而且随着年岁渐长，神经元会逐渐损失，这个必然而不可逆的过程一度是普世公认的真理。后来人们发现大脑里存在神经干细胞，它们在特定的情况下能够替代灭失或损伤的神经元。虽然神经元损失，它所储存的信息也一并丢失，但大脑似乎能够长出新的神经元来。

干细胞因此成为生物医学家们努力探索无限延长人类寿命的一条康庄大道。如果他们能找出改善人类干细胞的方法，那么在这场对抗细胞损伤的竞赛中将会立于不败之地，我们也很可能会更加长寿。

还有其他更加受科幻启发的延寿手段正在酝酿之中。组织器官移植技术迅猛发展，甚至有医生很快要尝试移植人类头颅了。实际上，技术是一种退步，因为人的性格、记忆和意识都藏在大脑里，这应该被视为身体移植的一类。如果这些移植技术成功，同时也能一直给大脑提供营养，并确保其运作正常，那么一个人想要永生，只需要把他的头颅从一个身体移植到另一个身体就好了。（但身体从何而来？这是个还未被解答的问题。）

一个既天方夜谭又符合实际的可能，就是外来异物移植和人造仿生移植的不断发展。古人用马鬃缝合伤口，到中世纪用钩子和木制的义肢替代缺失的手脚，人类想方设法用人造的东西来克服生物局限这一点由来已久。最近，医生们更进一步，曾经使用猪的瓣膜来代替人类衰竭的瓣膜，而现在改用寿命比接受移植者寿命还要长的人造瓣膜。事实上，科学家已经研发出一款人造心脏，可以彻底取代生物版本。

人造心脏目前的局限意味着，接受者必须等待更持久的移植手段，人们很多年来一直都在使用被称为左心室辅助设备的装置，后者几乎完全替代了心脏的跳动功能。数十年前，又有谁会想到有人在心脏衰竭之后还能让生命无限延长，同时又没有任何症状？这正是美国前副总统迪克·切尼（Dick Cheney）尝试过的，直到最终接受了心脏移植。

甚至我们现有的各种仿生植入物设备都像我在20世纪80年代读过的科幻小说一样，耳蜗移植现在就像动脉支架、人工髋关节和膝关节、配有胰岛素泵的血糖仪一样成了家常便饭。眼下，人造眼睛也已成为现实，它能为大脑传输视觉信息，就像《星际迷航：下一代》中的乔迪·拉福吉[①]一样。如果把我们对于组织更新的理解与纳米科技联系到一起，这将成为一个重大突破。凭借现有的技术和必要的知识，我们能够设计出小型修复机器人，在器官中搜寻衰老的细胞，并

---

① 乔迪·拉福吉（Geordi La Forge），美国电视剧《星际迷航：下一代》中的角色，又称鹰眼，眼戴类似电子眼罩的装置。——译者注

让新生的干细胞替代它们。成功与否只是时间问题。

最终，我们甚至不需要解决这个问题。一种被称为CRISPR/Cas9^①的新型技术已经让科学得以革新，它能够安全地编辑活细胞的 DNA。直到最近，富有前景的基因疗法因为操作上的难题遇到了限制。即便在适度的实验中也显现出其不可操作性和不安全性。然而，CRISPR 彻底扭转了这种状况，这种能把基因组剪切成片、成块的手段似乎即将投入使用。各领域的生物医学专家都迫不及待地想看看CRISPR 能否，或是如何用于治疗疾病、修复损伤，以及更新组织。

有鉴于此，基因检测和遗传咨询已经影响了人类的进化。无论是在家族还是在种族中，很多有过基因疾病史的人都进行过遗传咨询。患有严重基因疾病的夫妇也可以选择不同的疗法：避开传统生孩子的方式，或者用羊膜穿刺检测胚胎是否患上了严重的疾病。这类方法减缓了这些疾病在人类之间蔓延的速度。在 CRISPR 的帮助下，效果可能会更加显著。总有一天，希望生儿育女的夫妇的受精卵不仅能在受孕之前由医生加以分析，还能接受修复。CRISPR 可以把致病的基因剪切出来，并且用健康的基因替代，然后就成功了！能够

---

① CRISPR/Cas9，一种基因治疗法，这种方法能够通过 DNA 剪切技术治疗多种疾病。——译者注

做到这一步的技术已经面世了，而且很快就会在生育诊所进行测试。

让人更加难以置信的是，除了治疗基因疾病，CRISPR 能够轻易在精子和卵子中改变胎儿的基因，以此延长他的寿命。我们愈加了解衰老的遗传控制，所以科学家终有一天能调整子孙后代的基因，首先做到的就是不让他们变老。

当然，我在前面也提到了，真正的奖赏是寻求不朽。我们逐渐了解细胞衰老和组织更新的全貌，也许就能在受损细胞衰老之前用装载 CRISPR 技术的纳米机器人进行修复。这并非胡乱猜测。其实第一步已经在动物身上得到了验证。没错，最初会进行适度试验，但如果成功，CRISPR就不会再回到原点，就像瓶中放出来的精灵一样，不会再回到瓶里去了。

我在此论及的所有技术都近在咫尺，它们要出现在医生的诊室里也不过数十年之遥。当然，延长寿命的医学技术即便以传统的眼光看待也在迅猛发展，对于还没等来这些新型手段又想继续活命的人来说，医生也许能停止，或者至少减慢时间的流逝。随着科学的不断发展（必定会发展），医生也许有能力逆转（不仅是暂停）衰老的影响，人类也有机会永远保持 20 多岁的样子。这个概念[1]让很多踏入中年的人，包括我自己，都开始锻炼身体。2004 年出版的一本书的副标题为"从长寿到永生"①，这也是我们现在锻炼的目标。

这些新的长生不老的人应该有什么身份又是另一个难题——不过鉴于人类有大肆互相残杀的倾向，等到资源匮乏之际，这个问题可能就迎刃而解了。还有一种办法是殖民太阳系或临近星系的其他星球和卫星。但这种途径听起来似乎非常遥远，因为航天技术的发展未能企及生物医学的速度，在探索太空前沿的路途上，我们也许正在接近一个分水岭。

结局就是：不要低估科学或人类克服自身缺陷的能力。事实上，很多人类学家都相信，过去 200 年来发生在非洲、欧洲和中亚的极端气候变化令人类进化出令人赞叹的聪明才智。单凭身体，人类是无法度过冰河时期的。我们也需要聪明才智。今天我们亟须这种关键的特质，或许比以往更为急迫。

---

① 雷·库兹韦尔（Ray Kurzweil）于 2004 年出版的著作《神奇之旅——从长寿到永生》（*Fantastic Voyage: Live Long Enough to Live Forever*）。——译者注

◎　　◎　　◎

尾声：是剑是犁？

没人知道未来会给人类带来什么，但我们根据过去可以略知一二。我们是一个美丽却不甚完美的物种。描绘我们过去的基调将会定义未来。因为过去是一个挣扎和痛苦让位于胜利和繁荣的故事，我们的未来也可能有同样的结果。说到挣扎，情况是很明显的：人口增长、环境恶化，对于自然资源的管控不力威胁了我们为自己奋力创造的繁荣。

那该如何应对挣扎这个问题？我们要如何把迫在眉睫的厄运转化为成功的和平？很简单，利用曾经帮助我们渡过难关的工具和手段，同时也是给我们带来繁荣富足的法门：科学。

你可能会想，也许科学本身就是个问题，也许我们对科技的依赖才是最大的缺陷。有此疑问也是可以理解的，但我不认为这就是现实。

科学进步促成了以煤炭和汽油为主的能源工业的发展，严重破坏了大气层的碳平衡，事实确实如此。但同时，科学也提供了一味解药：太阳能、风能、水能，以及地热能。农业和纺织技术带来的是大范围的森林砍伐，以及工厂化农场释放的巨大污染，这点毋庸置疑。但同时，科学也培育出清洁的作物和人工的替代农业，未来我们将逐步淘汰传统的方

洁的作物和人工的替代农业，未来我们将逐步淘汰传统的方式。对科学进步的追求，使我们发明了燃煤蒸汽机，如今科学同样发明了太阳能飞机。虽然迄今为止制造出来的每一片塑料或躺在填埋场，或在被运往填埋场的路上，但化学家已经研发出一种生物可降解塑料，而生物学家也创造出了一种能够吞食塑料的细菌。科学能引发问题，也能解决问题。

如果这听起来过于乐观，不妨想象一下这幅画面：一幢幢绿色的建筑不断拔地而起，而我们也日益在环保和可持续的层面满足自己对于能源和物质的需求。平均每个美国家庭，每年每平方英尺的用电量都要比 25 年前的一半少。新型汽车每消耗 1 加仑①汽油的行驶里程是 35 年前的两倍。房子也好，汽车也罢，太阳能和其他碳平衡能源的普及逐渐抑制了人们对燃烧型能源的需求。有几个欧洲国家干脆把碳平衡作为目标，但这些国家与可以接收日照的区域相距甚远，相比南半球的各国就显得无法企及了。

美好未来触手可及。但问题是，我们能否抓住这个良机？或者用另一种说法诠释：高度发达的智慧会成为我们最大的财富，还是我们最大的缺陷呢？

我们已经拥有了能拯救人类自身的科学，当下等待的只剩下意愿。如果我们不能及时凝聚这种意愿来防止全球性的<u>崩溃，那么最终便会证明</u>，我们是有缺陷的生物。

① 美制 1 加仑为 3.785 升。——编者注

致　谢

　　本书能够付梓，得益于许多人的辛劳，封面上应该印有他们的大名。玛丽·鲁索夫（Marly Rusoff），您给了此书以生命。塔拉·万蒂默伦（Tara Van Timmeren）为本书所有内容把了第一道关，正如她在我上一本著作所贡献的那般。只有在她的修饰和润色之后，我才敢将书稿发给别人。从我们第一次共进早餐开始，我就知道您就是我要找的"那个人"，我本来有一份打算发稿的代理人名单，但我立即抹掉了。您把我零星的想法整合成一份连贯的手稿。布鲁斯·尼科尔斯（Bruce Nichols）和亚历山大·利特菲尔德（Alexander Littlefield），你们是卓有见地的编辑，在你们的改进下，本书的内容比原来精彩 10 倍。感谢上述 4 位才华横溢的编辑，因为你们对本书的信任，用灵感和专业精神把一个好想法转变为一本完整的书。特蕾西·罗（Tracy Roe）也为校对手稿花了整整 11 个小时，其价值无法估量，值得称赞。本书是团队合作的产物，与一群聪明、有才华的人共事让我备感羞愧。

我还必须称赞一位天才艺术家的画作，唐·甘利（Don Ganley），他略显俏皮，却又格外优雅。看到他能根据我一向模糊其词、平淡无益的说明，画出精美的插图，真是令人惊奇。他的插图让本书的内容变得栩栩如生。我希望读者能花点儿时间好好欣赏这些插图。每一幅都是数个小时、多次修改的结晶。唐花了差不多3个小时来完成第13页插图中头骨上唇的阴影。这可能是他创作过的最佳成品了。

非常感谢我的学生、好友和家人，这么多年来对我的支持，让我一直研究这些话题。我努力使本书呈现出这样的效果，即字里行间像和朋友对话一样。也就是说，我写作的时候，仿佛就是在跟你们谈话。如果你们跟我说过这些话题，就相当于无意中为我写就本书出了一份力。为此，我真的感谢你们！

如果没有家人的支持，本书是不可能面世的。就像他们为我做的其他事情一样，我作为人类这个最具缺陷的物种的一员，一直在写稿子，多年来反复考验着他们的耐心。奥斯卡（Oscar）、理查德（Richard）、艾丽西亚（Alicia），还有布鲁诺（Bruno），谢谢你们的鼓励。我爱你们！

注　释

第一章　无用的骨头和其他结构错误

1. Seang-Mei Saw et al., "Epidemiology of Myopia," Epidemiologic Reviews 18, no. 2 (1996): 175–87.

2. Thorsten Ritz, Salih Adem, and Klaus Schulten, "A Model for Photoreceptor-Based Magnetoreception in Birds," Biophysical Journal 78, no. 2 (2000): 707–18.

3. Julie L. Schnapf and Denis A. Baylor, "How Photoreceptor Cells Respond to Light," Scientific American 256, no. 4 (1987): 40.

4. Mathew J. Wedel, "A Monument of Inefficiency: The Presumed Course of the Recurrent Laryngeal Nerve in Sauropod Dinosaurs," Acta Palaeontologica Polonica 57, no. 2 (2012): 251–56.

5. Seiji Ohsumi and Hidehiro Kato, "A Bottlenose Dolphin (Tursiops truncatus) with Fin-Shaped Hind Appendages," Marine Mammal Science 24, no. 3 (2008): 743–45.

第二章　人体必需的营养

1. Morimitsu Nishikimi and Kunio Yagi, "Molecular Basis for the Deficiency in Humans of Gulonolactone Oxidase, a Key Enzyme for

Ascorbic Acid Biosynthesis," American Journal of Clinical Nutrition 54, no. 6 (1991): 1203S–8S.

2.Jie Cui et al., "Progressive Pseudogenization: Vitamin C Syn-thesis and Its Loss in Bats," Molecular Biology and Evolution 28, no. 2 (2011):1025–31.

3. V. Herbert et al., "Are Colon Bacteria a Major Source of Cobalamin Analogues in Human Tissues?," Transactions of the Association of American Physicians 97 (1984): 161.

4.This section is adapted from a passage in chapter 8 of my first book, Not So Different: Finding Human Nature in Animals (New York: Columbia University Press, 2016).

5. Amy Luke et al., "Energy Expenditure Does Not Predict Weight Change in Either Nigerian or African American Women," American Journal of Clinical Nutrition 89, no. 1 (2009): 169–76.

第三章 基因组中的垃圾

1. David Torrents et al., "A Genome-Wide Survey of Human Pseudogenes," Genome Research 13, no. 12 (2003): 2559–67.

2. Tomas Ganz, "Defensins: Antimicrobial Peptides of Innate Immunity," Nature Reviews Immunology 3, no. 9 (2003): 710–20.

3. Jan Ole Kriegs et al., "Evolutionary History of 7SL RNA-Derived SINEs in Supraprimates," Trends in Genetics 23, no. 4 (2007): 158–61.

第四章 贫育之人

1. All statistics from Central Intelligence Agency, The World Factbook 2014–15 (Washington, DC: Government Printing Office, 2015).

2. Biruté M. F. Galdikas and James W. Wood, "Birth Spacing Patterns in Humans and Apes," American Journal of Physical Anthropology 83, no.

2 (1990): 185–91.

3. Lauren J. N. Brent et al., "Ecological Knowledge, Leadership, and the Evolution of Menopause in Killer Whales," Current Biology 25, no. 6 (2015): 746–50.

4. 这有点争议，因为有一些关于灵长类动物和其他哺乳动物的圈养种群生殖衰老的报道；然而，这些孤立的病例并不能解答人类更年期普遍且时间精准这样的问题。

第五章 为何上帝创造医生

1. Norman Routh Phillips, "Goitre and the Psychoses," British Journal of Psychiatry 65, no. 271 (1919): 235–48.

2. 疫苗是这样工作的；当你注射灭毒或减毒的病毒时，你的免疫系统会学会如何对抗它。如果一切顺利，免疫系统就会被改变，这样下次看到抗原时，就像你接触到真正的强毒株病毒一样，如果免疫系统是第一次见到这种病毒，它的反应会比本来应该有的反应快且强几百倍。

3.Susan Prescott and Katrina J. Allen, "Food Allergy: Riding the Second Wave of the Allergy Epidemic," Pediatric Allergy and Immunology 22, no. 2 (2011): 155–60.

第六章 容易受骗的物种

1. Charles G. Lord, Lee Ross, and Mark R. Lepper, "Biased Assimilation and Attitude Polarization: The Effects of Prior Theories on Subsequently Considered Evidence," Journal of Personality and Social Psychology 37, no. 11 (1979): 2098.

2. Charles S. Taber and Milton Lodge, "Motivated Skepticism in the Evaluation of Political Beliefs," American Journal of Political Science 50, no. 3 (2006): 755–69.

3. Bertram R. Forer, "The Fallacy of Personal Validation: A Classroom

Demonstration of Gullibility," Journal of Abnormal and Social Psychology 44, no. 1 (1949): 118.

4.Steven M. Southwick et al., "Consistency of Memory for Combat-Related Traumatic Events in Veterans of Operation Desert Storm," American Journal of Psychiatry 154, no. 2 (1997): 173–77.

5. Deryn Strange and Melanie K. T. Takarangi, "False Memories for Missing Aspects of Traumatic Events," Acta Psychologica 141, no. 3 (2012): 322–26.

6. 赌场中这种情况唯一不会持续的时候是玩 21 点的时候，这时的人头牌数量有限且可知。一直抽到非人头牌，肯定意味着剩下的牌里有很多人头牌。当然，这种情况对庄家和赌徒来说都有利，而且不能保证在抽到切牌和牌盒中的最后一手牌之前弥补这一缺陷。尽管如此，算牌老手能让自己对赌场有一点优势，让其可能在漫长的牌局中获利。但赌场有办法找到算牌老手，会把切牌放在牌盒的表面来对付他们。如果这不起作用，经理会直接把算牌老手赶出去。赢的总是赌场。

7. M. Keith Chen, Venkat Lakshminarayanan, and Laurie R.Santos, "How Basic Are Behavioral Biases? Evidence from Capuchin Monkey Trading Behavior," Journal of Political Economy 114, no. 3 (2006): 517–37.

后记 人性未来

1.Ray Kurzweil and Terry Grossman, Fantastic Voyage:Live Long Enough to Live Forever (Emmaus, PA: Rodale, 2004).Lents